AF672406

Die heilende Kraft der Natur

MIT NATÜRLICHEN ANWENDUNGEN FÜR GESUNDHEIT UND VITALITÄT

CHRISTINE LANDGRAF

YOUTUBE KANAL VON

CHRISTINE LANDGRAF

@FOXYS SELBSTVERSORGERGARTEN

COPYRIGHT © 2024 VERLAGSHAUS STOPFER

Alle Rechte vorbehalten. Vervielfältigung, auch auszugsweise, nur mit schriftlicher Genehmigung des Verlages.

Lektorat und Korrektorat: Erik Teßmann & Finja Westerhove
Umschlaggestaltung: Nina Heiden
Satz und Layout: Nina Heiden

ISBN Taschenbuch: 978-3-910258-42-6
ISBN Hardcover: 978-3-910258-43-3
ISBN eBook: 978-3-910258-44-0

Inhaltsverzeichnis

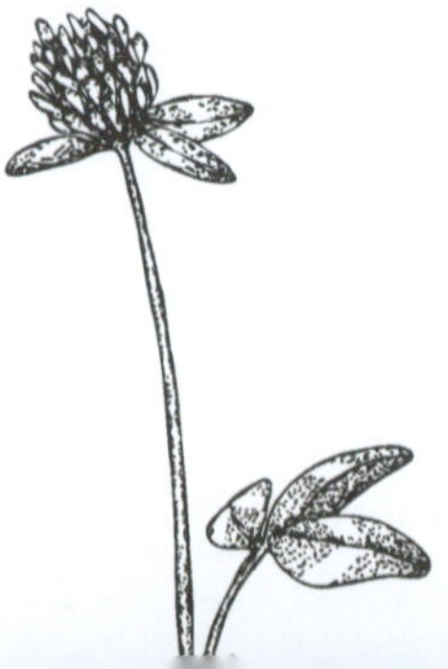

1. Vorwort

HALLO IHR LIEBEN

HERZLICH WILLKOMMEN IN DER WUNDERVOLLEN WELT DER KRÄUTER UND HEILPFLANZEN! ICH MÖCHTE EUCH AUF EINE REISE MITNEHMEN, DIE EUCH NICHT NUR DIE VIELFALT DER NATUR VOR UNSERER HAUSTÜR OFFENBAREN WIRD, SONDERN AUCH ZEIGT, WIE WIR DIE NATÜRLICHEN KRÄFTE DER PFLANZEN DAS GANZE JAHR ÜBER NUTZEN KÖNNEN.

Im ersten Teil gebe ich Tipps zum sicheren und nachhaltigen Sammeln von Vital- und Heilpflanzen und ihr erfahrt, welche gesundheitlichen Aspekte bei Kräuteranwendungen für Kinder und Erwachsene zu bedenken sind. Im zweiten Teil gehen wir auf eine lesbare Kräuterwanderung und entdecken eine Auswahl bedeutender Kräuter und Heilpflanzen. In Steckbriefen erfahrt ihr das Wichtigste über jede der Pflanzen auf einen Blick. Im ausführlichen Porträt stelle ich ihre Besonderheiten, Wirkungsweisen und mögliche Anwendungsformen vor. Im dritten Teil zeige ich euch einfache Grundrezepte und Ideen rund ums Jahr, die das Beste aus den Pflanzen in der Küche und Hausapotheke herausholen.

Seit meiner Kindheit spielen Kräuteranwendungen bei typischen Beschwerden eine bedeutende Rolle in meinem Leben, sei es das Inhalieren, Heiltees bei Erkältungen oder schnelle Hilfe aus der Natur bei Insektenstichen. Heute lebe ich mit großer Begeisterung und Hingabe das Thema der Kräuter und Heilpflanzen und mir ist inzwischen klar, dass man nie ausgelernt hat. Dabei schöpfe ich Wissen aus vielfältigen Quellen, von überliefertem, traditionellem Kräuterwissen bis zu modernen wissenschaftlichen Erkenntnissen. Ich habe viele heilsame Pflanzen in meinem Garten und sammle sie auch in der Natur, um sie in meinen Alltag zu integrieren und in der Hausapotheke zu nutzen. Mein Wissen vertiefe ich durch regelmäßige Kräuterkurse und die vielfältigen Möglichkeiten des Erfahrungsaustauschs. Besonders dankbar bin ich meinem Kräutermentor Matthias Brändel, dessen tiefe Verbindung zur Natur mich nachhaltig beeindruckt.

An manchen Stellen in diesem Buch verlinke ich euch passendes Zusatzmaterial von meinem YouTube-Kanal, sodass ihr kostenfrei und ohne Anmeldung zu den Videos gelangt. Darin gebe ich euch weitere Einblicke zum Thema und zeige, wie die Pflanzen in meinem Garten wachsen, wie ich sie ernte und verwende. In den Kommentaren könnt ihr Meinungen und Erfahrungen anderer Kräuterfreunde finden und ich lade euch ein, mit der Community und mir in Kontakt zu treten, Fragen zu stellen und eure Gedanken einzubringen. Ich lade regelmäßig aktuelle und saisonspezifische Videos auf meinen Kanal hoch, sodass ihr stetig neue Anregungen erhaltet.

Ich hoffe, dass meine Begeisterung ansteckt und ihr viel Freude, Vitalität und Heilung in der Welt der Kräuter und Heilpflanzen findet. Entdeckt gemeinsam mit mir die Schätze vor unserer Haustür und lasst euch von der Schönheit und den Kräften der Heilpflanzen verzaubern. Ich wünsche euch eine inspirierende Reise und hoffe, dass die Lehren dieses Buches euer Leben nachhaltig bereichern.

ICH WIDME DIESES BUCH MEINEM MANN UND EUCH, MEINER COMMUNITY. DANKE FÜR EURE ANREGUNGEN, EUER STETIGES FEEDBACK UND DAFÜR, DASS IHR DIESES THEMA GEMEINSAM MIT MIR LIEBT UND LEBT.

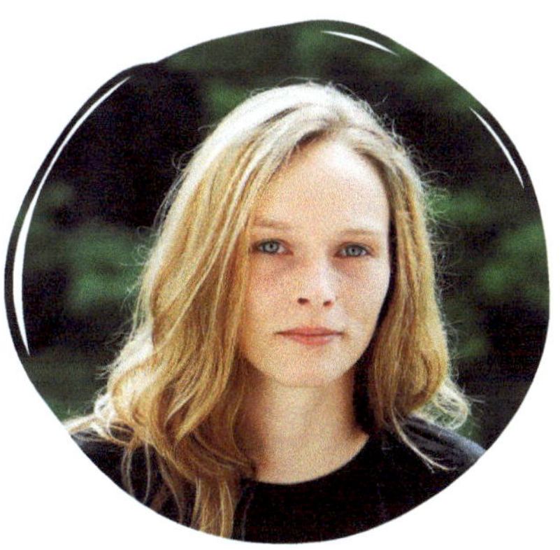

Eure Foxy

(Christine Landgraf)

2. Meine Tipps zum Sammeln von Heilpflanzen

Als Erstes möchte ich wesentliche Hinweise und Grundlagen geben, wie Kräuter auf verantwortungsvolle Weise gesammelt werden können, um Risiken zu mindern und die Bestände an fruchtbaren Standorten zu schützen. Pflanzen, die unter Naturschutz stehen oder im Naturschutzgebiet wachsen, dürfen natürlich nicht gesammelt werden. Informiert euch zudem zur rechtlichen Lage an den Orten, an denen ihr Pflanzen sammeln möchtet, denn das ist je nach Region und Land unterschiedlich.

PFLANZEN SICHER ERKENNEN

Ein wichtiger Grundsatz beim Kräutersammeln ist es, nur das zu sammeln, was wir sicher erkennen. Es ist unerlässlich, dass wir uns zuerst gründlich mit den Merkmalen und Eigenschaften der Heilpflanzen vertraut machen, um Verwechslungen und mögliche Risiken zu vermeiden. Am besten hierfür sind Kräuterführungen und der Austausch mit erfahrenen Kräuterexperten im Grünen. Das direkte Erleben der Pflanzen in ihrer natürlichen Umgebung hilft dabei, sie mit allen Sinnen zu erkennen. Vor Ort können wir die Größenverhältnisse besser einschätzen, die Pflanzen an ihren typischen Standorten sehen, wir können sie unter fachkundiger Anleitung fühlen, riechen, schmecken und im Jahresverlauf beobachten.

Unbekannte Pflanzen sollten wir stehen lassen und gar nicht erst pflücken, denn sie könnten giftig sein oder unter Schutz stehen. Hier kann die wissenschaftlich begleitete App „Flora Incognita" oder eine Bilderrückwärtssuche über das Smartphone erste Ideen für weitere Recherchen bei vertrauenswürdigen Quellen bringen.

NACHHALTIG SAMMELN

Es ist verlockend, in der Fülle der Natur alles mitzunehmen, was uns anspricht. Deswegen sollten wir uns vorher bewusst machen, wie viel wir tatsächlich verwenden können und welche Menge nachhaltig ist zu entnehmen, ohne die Pflanzenpopulation zu beeinträchtigen. Oftmals reicht es, sich Blätter oder Triebspitzen zu ernten, sodass die Pflanzen weiterwachsen können. Möchten wir Wurzeln ausgraben oder zähere Stängel schonend ernten, ist geeignetes Werkzeug nötig. Außerdem lassen sich viele Heilpflanzen je nach Verwendungszweck begrenzt lagern, sodass es sinnvoll ist, nur für den Zeitraum eines Jahresvorrates zu sammeln. Ich entnehme Heilpflanzen in der Natur so, dass es nicht auffällt, dass ich geerntet habe. Dafür nutze ich Flächen mit großen Vorkommen und entnehme daraus nur einzelne Pflanzen, sodass keine offensichtlichen Lücken entstehen.

ZEITEN UND ORTE ZUM SAMMELN

Der richtige Erntezeitpunkt von Kräutern ist entscheidend, um ihr maximales Potenzial zu entfalten. Verschiedene Pflanzenteile erreichen ihren höchsten Wirkungsgrad zu unterschiedlichen Zeiten im Jahr, seien es Knospen, Triebe oder Wurzeln. Das Wetter spielt beim Sammeln auch eine Rolle: Ein trockener Tag nach einer Regenperiode ist ideal, besonders wenn man plant, die Kräuter beispielsweise für Tee zu trocknen. Zudem sollte man den Standort berücksichtigen, da die Pflanzen in verschiedenen Umgebungen vorkommen, wie mageren Wiesen oder feuchten Wäldern. Es ist wichtig, die Pflanzen in ihrer natürlichen Umgebung zu suchen oder unter ähnlichen Gegebenheiten anzubauen.

HIER IST VORSICHT GEBOTEN

Beim Kräutersammeln ist besondere Vorsicht und Kenntnis der Umgebung notwendig. Es ist wichtig, auch auf die Tierwelt zu achten und sich vor potenziell giftigen Pflanzen und Dornen zu schützen. Tragt geeignete Kleidung und Schuhe, um Verletzungen vorzubeugen. Besonders in Gebieten, die Lebensräume für Wildtiere wie Wildschweine oder Schlangen sind, sollte man vorsichtig sein. Schützt euch auch vor Mücken und Zecken, die Krankheiten übertragen können. Vermeidet das Sammeln in belasteten Gebieten, insbesondere in der Nähe von Feldern mit Pestizidbelastung, an Bahngleisen oder stark befahrenen Straßen.

IN DIESEM VIDEO ZEIGE ICH WEITERE STANDORTE, AN DENEN ICH NICHT SAMMELN WÜRDE UND GEBE HINWEISE ZU RECHTLICHEN EINSCHRÄNKUNGEN.

3. Gesundheitliche Hinweise

Viele Kräuter und Wildpflanzen enthalten wertvolle und gesunde Inhaltsstoffe, die in handelsüblichen Nahrungsmitteln kaum noch vorkommen. Insbesondere Gerb- und Bitterstoffe in roher Form sind wir oft nicht gewohnt zu verdauen. Deswegen ist es sinnvoll, sich mit kleinen Mengen heranzutasten. Die folgenden Pflanzen enthalten wertvolle Inhaltsstoffe, die in geeigneter Menge unsere Gesundheit fördern. Übertreiben wir es, kann das unseren Körper jedoch überfordern. Jeder Mensch verträgt die Pflanzen unterschiedlich gut und entwickelt eigene Vorlieben. Zu vielen Kräutern und Wildpflanzen gibt es Alternativen mit ähnlichen Wirkweisen und es ist an uns herauszufinden, welche wir bevorzugen und vertragen.

VORSICHT IM UMGANG MIT HEILPFLANZEN UND KRÄUTERN IST VON GROSSER BEDEUTUNG, DA SIE AUCH RISIKEN UND NEBENWIRKUNGEN HABEN KÖNNEN. DAHER IST ES RATSAM, VOR DER ANWENDUNG EINIGE PUNKTE ZU BEACHTEN:

- Manche Kräuter können in der Schwangerschaft oder während der Stillzeit unerwünschte Auswirkungen auf Mutter oder Kind haben. Daher sollten insbesondere werdende Mütter und stillende Frauen achtsam sein und vor der Verwendung von Heilpflanzen fachkundigen Rat einholen.
- Personen mit bekannten Allergien gegen bestimmte Pflanzen sollten besonders aufmerksam sein und sicherstellen, dass die verwendeten Heilpflanzen für sie unbedenklich sind. Auch über bekannte Kreuzallergien sollten sich Betroffene informieren.
- Menschen, die Medikamente einnehmen, sollten sich vor der Anwendung von Heilpflanzen fachkundig beraten lassen, um mögliche Wechselwirkungen zu vermeiden. Das gilt auch für Personen mit akuten Diagnosen oder chronischen Erkrankungen, denn in einigen Fällen können Kräuter unerwünschte Effekte haben oder die medizinische Behandlung beeinflussen.

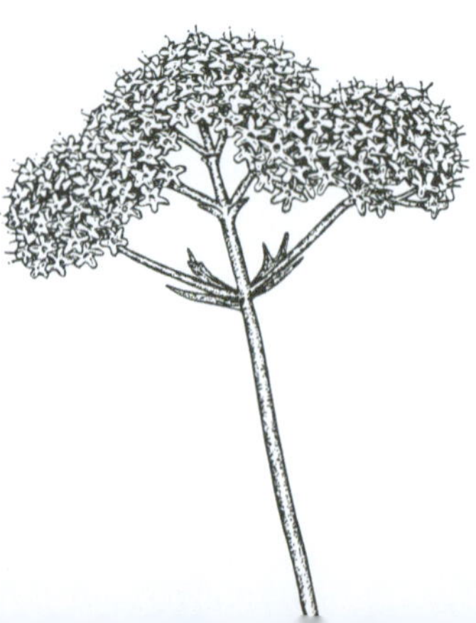

KRÄUTERANWENDUNGEN BEI KINDERN

Es gibt eine Vielzahl an Pflanzen, die in der gesunden Ernährung von Kindern und Jugendlichen sicher verwendet werden können und einige sind sogar für Heilanwendungen bei typischen Kinderkrankheiten geeignet. Dennoch haben Kinder besondere Bedürfnisse und reagieren möglicherweise anders auf die Inhaltsstoffe als Erwachsene. Pauschale Dosieranweisungen gibt es für die Bandbreite der Heilpflanzen und ihre Anwendungsarten sowie verschiedene Entwicklungsphasen der Kinder nicht. Viele Heilpflanzen wurden nie klinisch bei Kindern aller Altersstufen getestet. Daher empfiehlt es sich, auf schon bekannte Anwendungsarten in der Kinderheilkunde zurückzugreifen und sich für spezielle Fragen an Experten auf diesem Gebiet zu wenden.

Zur Orientierung können wir die Inhaltsstoffe und Dosieranweisungen pflanzlicher Heilmittel für Kinder nutzen, die beispielsweise im Reformhaus und in Apotheken angeboten werden. Einige Favoriten sind Fenchel, Kamille, Melisse, Holunder, Spitzwegerich, Ringelblume und Pfefferminze in milden Hustensäften, Salben, Teemischungen oder in Zusätzen für Dampfbäder und Inhalationen. Die Dosierung ist oft altersabhängig. Besonders bei Kindern mit Allergien und anderen spezifischen gesundheitlichen Bedingungen ist es wichtig, die Verwendung von Heilpflanzen ärztlich abzuklären.

Für Säuglinge ist besondere Vorsicht geboten, da der Verdauungsapparat und das Immunsystem noch nicht vollständig entwickelt sind. Viele Pflanzen sind für Säuglinge nicht geeignet, insbesondere wenn es sich um eine innere Anwendung handelt. Die äußerliche Anwendung als Badezusätze, Umschläge, sanfte Kräuteröle oder Salben kann oft hilfreich sein, dennoch ist es ratsam, sich vorher gut zu informieren.

Jugendliche haben in der Regel bereits eine ausgereifte Physiologie und können Kräuter und Heilpflanzen in ihrem Alltag und bei Beschwerden ohne besondere Einschränkungen nutzen. Zudem können einige Pflanzen bei jugendtypischen Beschwerden hilfreich sein. Aber es ist wichtig, dass sie verantwortungsbewusst damit umgehen und die Anwendung richtig verstehen.

4. Kräuterwanderung

WICHTIGE HEILPFLANZEN AUS NATUR UND GARTEN IM PORTRÄT

Wir gehen gemeinsam auf die Reise durch die unscheinbaren Schätze der Natur. Ich habe einige interessante Pflanzen ausgewählt, die häufig wild in der Natur wachsen und weitverbreitet sind, sodass auch ihr möglichst viele davon in eurer Region finden könnt. Diese Auswahl ergibt ein großes Spektrum an Möglichkeiten für unsere Küche und Hausapotheke. Anleitungen für die Anwendung und Ideen für Kombinationen der Heilpflanzen findet ihr im 7. Kapitel.

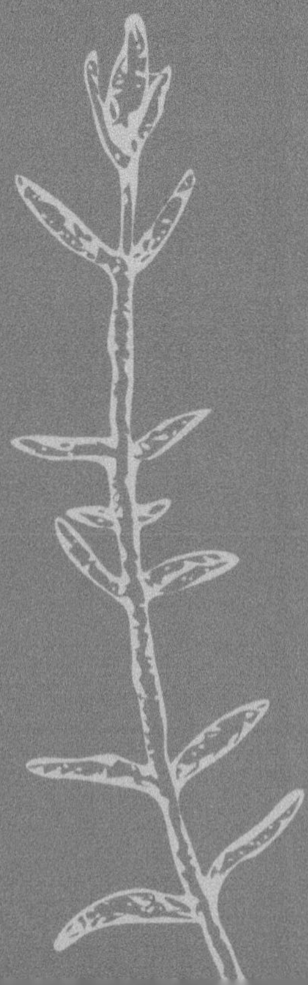

Acker-Schachtelhalm

Equisetum arvense
(AUCH ALS ZINNKRAUT BEKANNT)

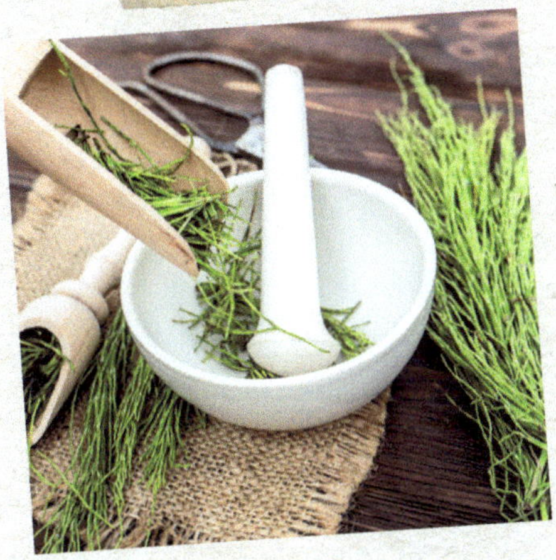

STECKBRIEF

- Standorte: steinige und lehmige Böden, trockene bis mäßig-feuchte Flächen, Schotterflächen, Felder, Gärten, Wegränder
- Ernte: oberirdischer, grüner Teil der Pflanze von Mai bis August
- Besonderheiten: wirkt entzündungshemmend und blutstillend; enthält viel Kieselsäure

Die typische Wuchsform des Acker-Schachtelhalmes lässt uns ahnen, dass die Pflanze uralt ist. Die Schachtelhalme gab es schon weit vor den Dinosauriern, da waren sie noch riesige Pflanzen, mächtiger als Bäume heutzutage. Was als Steinkohle aus dem Boden befördert wird, war zu Urzeiten mal Schachtelhalmwald. Dass es heute noch immer einige Arten gibt, zeugt von besonderer Widerstandskraft. Allerdings wachsen diese inzwischen niedriger. Eine dieser Arten kann uns wunderbar als Heilpflanze dienen.

Der Acker-Schachtelhalm wird auch Zinnkraut genannt, denn bevor es Topfkratzer gab, hat man dieses Kraut genutzt, um Metallgefäße zu reinigen. Nehmt den Acker-Schachtelhalm einfach mal in die Hand und spürt, wie stark und stabil seine Struktur ist. Für uns kann er in vielerlei Hinsicht heilsam sein und unseren Zellen etwas von seiner Stärke verleihen. Wir sollten ihn möglichst saftig-grün sammeln, bevor er zum Ende seiner Wachstumsperiode holzig wird.

Erfahrene Kräuterleute, wie Sebastian Kneipp oder Maria Treben, haben den Acker-Schachtelhalm als **durchspülenden und krampflösenden Heiltee bei Blasen- und Nierenleiden** angewendet. Er war auch schon als **schmerzlinderndes und entzündungshemmendes Mittel bei Husten** im Einsatz. Zur Stillung von Blutungen wurde der Acker-Schachtelhalm in Abkochungen genutzt, um Wunden zu spülen. Kneipp empfahl sogar, ihn bei Nasenbluten als Tee wiederholt durch die Nase einzuziehen, um die Blutung zu stoppen.

Moderne Kräuterleute empfehlen Teekuren, akut und vorbeugend, **zum Durchspülen der Nieren, bei Gicht und Rheuma sowie bei Prostataleiden**. Für etwa fünf Minuten als Tee gebrüht lösen sich die wirksamen Stoffe aus dem Acker-Schachtelhalm. Das Besondere an dieser Pflanze ist der hohe Anteil an Kieselsäure. Der Gehalt kann schwanken, je nachdem, wo der Acker-Schachtelhalm wächst. Er enthält bis zu 16% Kieselsäure, wenn er auf besonders lehmigem Boden steht. Es lassen sich keine nennenswerten Mengen aus dem Acker-Schachtelhalm lösen, indem man ihn nur als Tee kurz überbrüht. Es gibt jedoch andere Möglichkeiten, um die Kieselsäure herauszulösen. Kaltauszüge, Abkochungen und eine Kombination aus beidem haben sich diesbezüglich als ergiebigsten bewiesen.

Kieselsäure ist besonders wertvoll für eine **gesunde Haut, stabile Fingernägel, gute Zähne und kräftiges Haar**. Aber auch bei verschiedenen Beschwerden, wo es um die Knochen und das Bindegewebe geht, kann der Acker-Schachtelhalm Wunder wirken. Dafür trinkt man die Abkochung oder den Kaltauszug und ihr könnt diesen Sud jeweils auch als Umschlag, als Fußbad, Haar- oder Gesichtswasser äußerlich nutzen oder bei Entzündungen im Mundraum und Parodontose als Mundspülung nehmen. Der Sud eignet sich auch als Badezusatz und für Sitzbäder bei Rückenschmerzen.

Ich empfehle außerdem, die äußerliche und die innerliche Anwendung zu kombinieren. Acker-Schachtelhalm als Abkochung eignet sich innerlich und äußerlich genutzt sowohl bei Hautekzemen und anderen **Hauterkrankungen, wie Hämorrhoiden, Pilzinfektionen, Problemen mit der Kopfhaut und dem Haar**, als auch zur **Behandlung von Gelenkproblemen und bei Cellulite**. Auch bei Knochenbrüchen sind Umschläge hilfreich, falls kein Gips möglich ist, wie häufig bei Brüchen am Jochbein oder der Fußzehen.

Die Anwendung als Tee, Kaltauszug oder Abkochung eignet sich jeweils auch als Kur. Eine Kurpause nach etwa zwei Wochen ist beim Acker-Schachtelhalm insbesondere wichtig, da er Inhaltsstoffe enthält, die bei zu langer Einnahme Probleme bei der Aufnahme von B-Vitaminen bewirken können.

Deswegen sollten Schwangere den Acker-Schachtelhalm nicht übermäßig konsumieren.

Kuren mit dem Acker-Schachtelhalm müssen nicht erst begonnen werden, wenn man akute Beschwerden hat. Man kann sie auch zweimal bis dreimal im Jahr verteilt vorbeugend und zur allgemeinen Gesundheitsförderung durchführen oder die Pflanze regelmäßig in den Alltag und die Ernährung integrieren. Besonders zur Prävention vieler alterstypischer Erscheinungen und um die Knochen zu stärken, eignet sich die regelmäßige Einnahme auch schon in mittleren Jahren. Auch für Jugendliche kann die gute Wirkung auf ein gesundes Hautbild interessant sein.

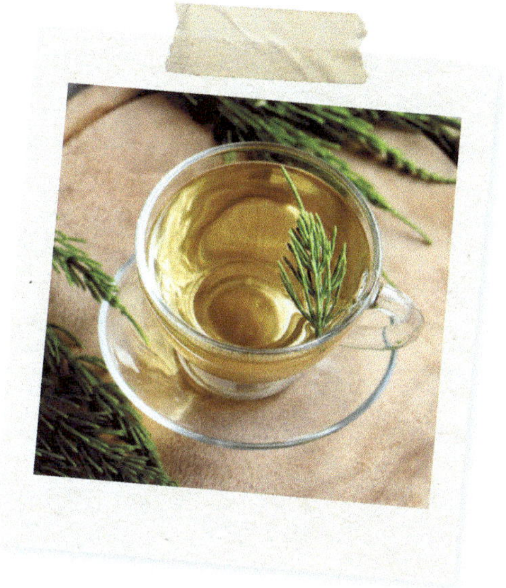

Wenn ihr den Acker-Schachtelhalm selbst sammeln möchtet, ist die sichere Bestimmung wichtig, weil es einen für uns schädlichen Verwechslungspartner gibt.

WIE MAN DEN GIFTIGEN SUMPF-SCHACHTELHALM VOM ACKER-SCHACHTELHALM UNTERSCHEIDEN KANN UND WO BEIDE ARTEN WACHSEN, ZEIGE ICH IN DIESEM VIDEO.

Beifuß

Artemisia vulgaris
(ALS GEWÖHNLICHER ODER MEHRJÄHRIGER BEIFUSS BEKANNT)

Der Beifuß begegnet uns oft am Wegesrand und ist durch seine auffallende Größe kaum zu übersehen. Heute kennt man ihn auch als „Gänsekraut" und nutzt ihn gern für den Weihnachtsbraten. Im Mittelalter wurde er als „Mutter aller Kräuter" bezeichnet und er gilt bis heute in vielen Kulturen als mächtige Schutz- und Heilpflanze. So ist der Beifuß traditionell verwurzelt und spielt bis heute in verschiedenen Bräuchen eine wichtige Rolle.

Sein botanischer Name ist abgeleitet von Artemis, der griechischen Göttin der Jagd und der Natur und ist die Schutzpflanze der Kräuterkundigen und der Frauen. Früher wurde Beifuß als „Weiberkraut" in der Frauenheilkunde verwendet. Die Römer polsterten ihre Schuhe mit den Blättern dieser Pflanze aus, um ihre Ausdauer zu erhöhen, wie Plinius berichtete. Die Namensgebung „Beifuß" könnte auf diese gewünschte Wirkung hindeuten.

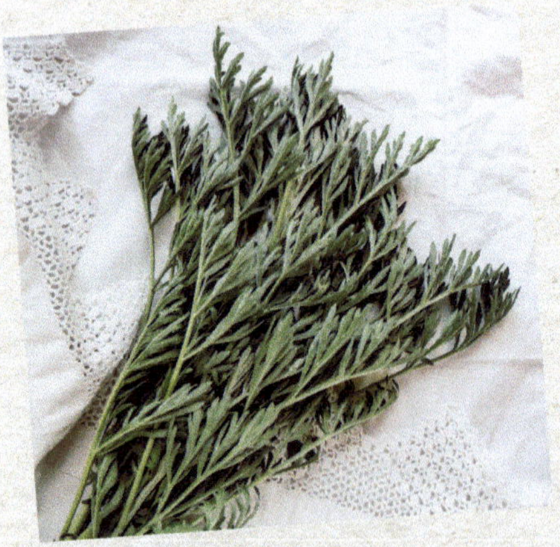

STECKBRIEF

- Standorte: Ufer, Wiesen, Weg- und Feldränder, Schutt- und Brachland
- Ernte: oberirdische Teile der Pflanze von Juni bis September
- Besonderheiten: wirkt verdauungsfördernd und menstruationsregulierend; traditionelles Räucherkraut

Bei den Germanen war Beifuß eine heilige Pflanze, der große Kräfte zugeschrieben wurden. Das zeigte schon der Donnergott, welcher durch einen Gürtel aus Beifuß seine Macht stärkte. In den Raunächten um den Jahreswechsel räuchert man traditionell Pflanzen wie den Beifuß. Das rituelle Verbrennen von Beifuß soll schlechte Energien vertreiben, für Erneuerung und Schutz sorgen sowie vor Unheil und Krankheit schützen.

Im Mittelalter galt der Beifuß als „Besenkraut", um Hexen abzuwehren. Am Dachfirst angebracht, sollte er das Haus vor Blitzeinschlag und die Bewohner vor Dämonen schützen. Auch als traditionelle Zutat für das Würzen von Bier fand er Verwendung und bei der Zubereitung der Weihnachtsgans machte er die schwere Kost verdaulicher. Schon Hildegard von Bingen beschrieb diese Wirkung des Beifußes. Wer also unbeschwerten Genuss der Weihnachtsgans im Winter wünscht, erntet zwischen Juli und September die Triebspitzen mit den Blüten, trocknet sie und hebt sie für das Jahresende auf.

Die im Beifuß enthaltenen ätherischen Öle und Bitterstoffe fördern die Produktion von Verdauungssäften und **helfen bei Magenbeschwerden, Blähungen und Krämpfen**. Besonders bei fettigen Speisen wird gern ein Zweig des Beifußes mitgekocht, um das Essen bekömmlicher zu machen. Mit seiner würzigen Note verbessert er auch den Geschmack vieler Fleischgerichte.

Um Beifuß als Küchenkraut zu nutzen, kann man die Blätter und Triebspitzen samt Blütenknospen frisch oder getrocknet nutzen. Am besten sammelt man sie vor oder zu Beginn der Blüte, weil die Blätter anschließend bitter werden und den Geschmack eher verderben können. Deswegen sollten wir den Beifuß nur in kleinen Mengen verwenden.

Besonders bei Frauen erfreut sich der Beifuß großer Beliebtheit, da er den **Menstruationszyklus reguliert** und bei Menstruationsbeschwerden als Tee angewendet hilfreich ist. Seine Wirkung beruht auf der Beeinflussung des hormonellen Gleichgewichts im Körper. Die Dosis und Dauer der medizinischen Anwendung des Beifußes sollten daher je nach Beschwerden ärztlich abgestimmt werden. Historisch gesehen wurde der Beifuß auch zur Förderung der Wehen und für Abtreibungen genutzt. **Schwangere sollten daher auf Beifuß verzichten.**

Die Zubereitung von Beifußtee ist eine gängige Methode, um seine medizinischen Eigenschaften zu nutzen. Der Tee kann nicht nur bei Verdauungsbeschwerden und Menstruationsproblemen helfen, sondern auch bei der **Stärkung des Immunsystems** und der **Linderung von Entzündungen im Körper**. Die Flavonoide in der Pflanze tragen zur **Stärkung unseres Abwehrsystems** bei und **schützen den Körper vor schädlichen freien Radikalen**.

Äußerlich kann der Beifuß in Form von Umschlägen oder Bädern angewendet werden. So kann die Pflanze bei entzündlichen **Hautproblemen Abhilfe schaffen und Gelenkschmerzen lindern**. Ein entspannendes Beifußbad hilft, um Muskelverspannungen zu lösen und das allgemeine Wohlbefinden zu steigern. Zudem kann Beifuß als traditionelles Räucherkraut für eine angenehme Atmosphäre sorgen.

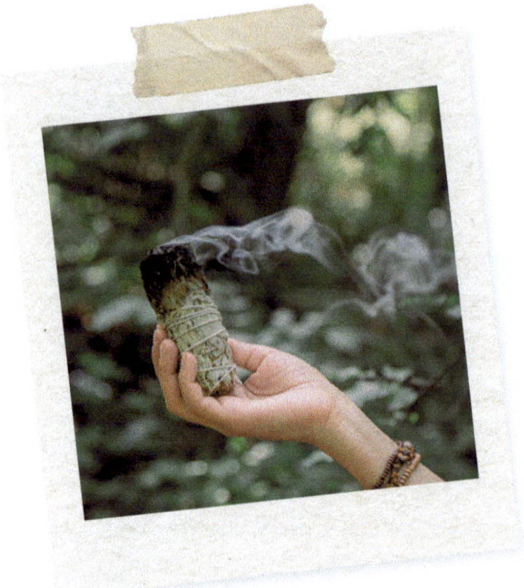

IN DIESEM VIDEO ZEIGE ICH, WIE MAN RÄUCHERBÜNDEL AUS BEIFUSS SELBST HERSTELLEN KANN.

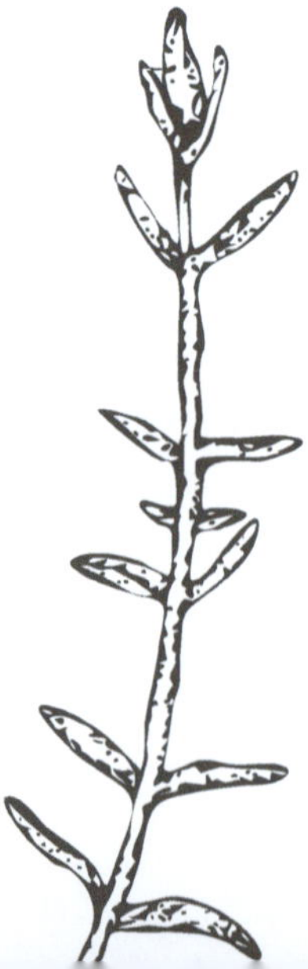

Brennnessel

Urtica dioica

STECKBRIEF

- Standorte: feuchte, nährstoffreiche Böden; Wiesen, Waldränder, Gärten
- Ernte: Blätter und junge Triebe von März bis Oktober, Samen von Juli bis Oktober
- Besonderheiten: nährstoffreich; entschlackend; blutreinigend und bei Allergien

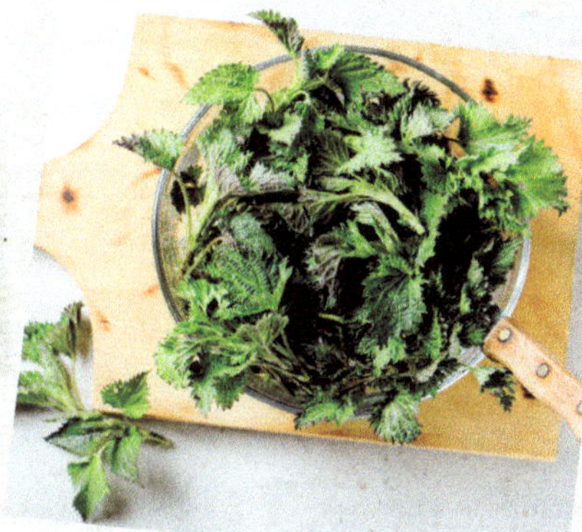

Wir können sie essen, wir können sie trinken, wir können darin baden und wir können uns damit auspeitschen – da dürfte doch für jeden etwas dabei sein. Der schweizer Kräuterpfarrer Künzle hat einmal gesagt, die Brennnessel sei so gesund und wertvoll, dass sie ohne ihre Brennhaare, die ihr als Schutz vor Tierfraß dienen, schnell ausgerottet wäre. In Alfred Dürers Gemälde fliegt ein Engel mit einer Brennnessel in der Hand zum Thron des Allerhöchsten empor. Maria Treben erwähnte einen Arzt, der meinte, dass wenn die Menschheit um die Heilkräfte der Brennnessel wüsste, würde nichts anderes mehr angepflanzt werden.

Die Brennnessel lässt sich ganz einfach in unsere Ernährung integrieren. Alle ihre Pflanzenteile sind essbar, inbegriffen der Wurzeln, Stängel und Samen. Aus den Wurzeln lassen sich Tees und Tinkturen herstellen. Hierbei halte ich mich an einfache Varianten, ohne ganze Pflanzen entnehmen zu müssen, denn die Brennnessel ist auch in der Insektenwelt entscheidend für das Überleben.

Die Blätter können wir uns im Grunde die ganze Wachstumszeit lang frisch ernten. Vor der Blüte und Samenausbildung enthalten sie jedoch die höchste Konzentration an wertvollen Inhaltsstoffen und sind am zartesten. Am liebsten gebe ich die komplette Wachstumszeit lang ein bis zwei frische Triebe von meinen Brennnesseln im Garten mit in das Vitalwasser und den Wildkräutertee. Meinen Vorrat zum Trocknen sammle ich im Mai und Juni zusammen. Dafür schneide ich ganze Stängel ab und hänge sie kopfüber auf. Nach der Trocknung streife ich die Blätter von den Stielen ab und bewahre sie im Vorratsglas auf. Die zähen und groben Pflanzenteile werden auf dem Kompost zu neuer Erde, aber man könnte sie auch zerkleinern und weiterverwenden.

Die Samenstände der Brennnessel sind ab Juli bis Oktober zu sammeln. Grün für den frischen Verzehr als Gewürz oder ausgereift, sobald sie sich dunkel verfärbt haben. In diesem Stadium sind sie auch zum Trocknen und für die Vorratshaltung geeignet. Man kann die Blätter und Samen beispielsweise als Beigabe in Salaten oder Suppen frisch oder getrocknet nutzen. Dabei reicht es, regelmäßig kleine Mengen zu nehmen, wie es auch mit Schnittlauch, Petersilie oder Basilikum üblich ist. Ihr könnt auch eine Schüssel voller frischer Brennnesseltriebe und Blätter ernten und dünsten, was um ein Vielfaches gesünder ist als Spinat und meiner Meinung nach lecker schmeckt.

Die Brennnesselblätter kann man auch frisch oder getrocknet für einen Brennnesseltee nutzen. Durch den hohen Eisengehalt ist es ratsam, den Aufguss nur kurz, für zwei bis maximal drei Minuten, ziehen zu lassen. Sie enthält wertvolle Vitamine, Mineralien und Spurenelemente. Außerdem hat die Brennnessel für uns sechsmal mehr Vitamin C parat als die Zitrone und ist voller Eiweiß und Kieselsäure.

Eine Brennnesselteekur **macht bei Ermüdungs- und Erschöpfungszuständen wieder frisch** und munter. Oft ist Eisenmangel die Ursache dafür, wenn Erschöpfungs- und Müdigkeitszustände im Frühjahr oder im Alter eintreten. Gegen diesen Mangel wirkt die Brennnessel ganz hervorragend. **Die Brennnessel wirkt als Tee, im Vitalwasser und als Zusatz in Speisen blutreinigend und blutbildend. Sie entschlackt, ist harntreibend und schwemmt Giftstoffe und Erreger aus dem Körper heraus.** Deswegen ist sie besonders gut für Frühjahrskuren geeignet.

Sie stärkt uns, macht uns gesund, versorgt uns mit essenziellen Stoffen und kann Viruserkrankungen und Erkältungen vorbeugen. Als Teekur angewandt, kann sie auch bei **Harnwegsinfektionen und Nierenleiden** helfen. Die Brennnessel **wirkt auch auf unsere Bauchspeicheldrüse und kann so den Blutzuckerwert senken.** Maria Treben empfiehlt Brennnesseltee bei **Kopfschmerzen sowie bei Leber- und Gallenleiden.**

HIER SEHT IHR, WIE MEIN MANN FRISCHE BRENNNESSELN ERNTET UND DARAUS SPINAT KOCHT.

Auch bei **Allergien** können Kuranwendungen mit Brennnessel entlasten.

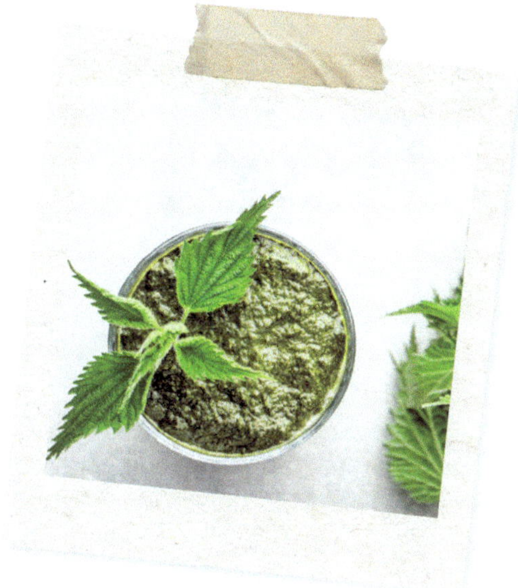

Zur äußerlichen Anwendung könnt ihr euch mit der Brennnessel an betroffenen Stellen sanft mit einem Pflanzenbündel auspeitschen. Die Ameisensäure in den Brennhaaren hat einen **durchblutungsfördernden Effekt und wirkt heilend**, zum Beispiel bei **Rheuma und Gicht**, aber auch bei **Gelenkentzündungen**. Umschläge aus Brennnesseltee können ohne zu brennen äußerlich angewandt werden.

Die Brennnessel wirkt auch auf unsere Haut, insbesondere bei **Akne und anderen Hautproblemen**, die ihre Ursache in der Leber haben. Hier empfiehlt es sich, Umschläge und innerliche Kuren zu kombinieren. Durch ihren hohen Kieselsäuregehalt sorgt die Brennnessel zudem für **kräftige Haare, Fingernägel und Knochen**.

Weitere Bilder und interessante Informationen zur Brennnessel als Heilpflanze gibt es in diesem Video:

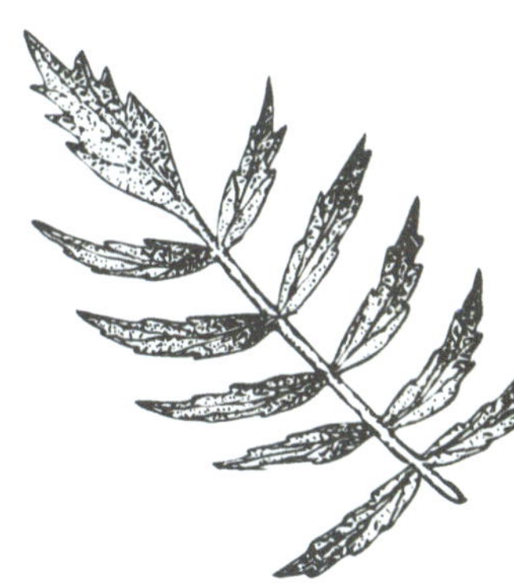

Ehrenpreis

Veronica officinalis

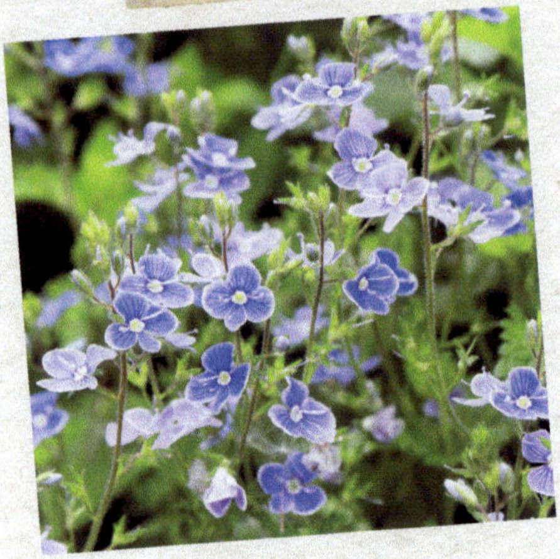

STECKBRIEF

- Standorte: trockene bis mäßig-feuchte Böden, Wegränder, lichte Wälder, Wiesen, Gärten
- Ernte: oberirdisches Kraut in der Blütezeit, je nach Region von März bis August
- Besonderheiten: enthält Bitterstoffe und Gerbstoffe; zur Behandlung von Hauterkrankungen; beruhigende Wirkung auf die Atemwege

Es gibt viele verschiedene Ehrenpreisarten, von welchen einige bei uns heimisch sind und wild wachsen. Kräuterleute wie Maria Treben beziehen sich in ihren Werken oft auf den echten Ehrenpreis, Veronica officinalis. Es gibt aber auch den persischen oder den Gamander-Ehrenpreis. Sie haben alle ähnliche Wirkweisen und Eigenschaften. Es heißt jedoch, dass der echte Ehrenpreis die stärkste Wirkung zur medizinischen Anwendung hat.

Der Namenszusatz „officinalis" verrät uns über seine frühere Anwendung als Apothekenpflanze. Das bedeutet aber nicht, dass alle anderen Ehrenpreisarten keinen Nutzen haben, denn auch sie haben eine lange Tradition in der Volksmedizin und wurden im Mittelalter und weltweit in vielen Kulturen für die Gesundheit eingesetzt.

Der Ehrenpreis wurde neu in der Kategorisierung der Botanik eingeteilt und gehört jetzt zu den Wegerichgewächsen. Sowohl die Blätter als auch die Blüten und der Stängel des Ehrenpreises sind essbar. Im Mittelalter genoss der Ehrenpreis eine hohe Bedeutung als Heilkraut und wurde beispielsweise als Frischsaft gepresst und getrunken oder zu Tinkturen verarbeitet. Am geläufigsten ist aber wohl der Ehrenpreistee. Dazu kann man die Blüten, Blätter und den Stängel, frisch oder getrocknet, für einen Teeaufguss verwenden. Man muss den Ehrenpreis nicht pur als Tee trinken, sondern kann ihn auch mit anderen Pflanzen im Kräutertee mischen.

Der Ehrenpreistee hat **schleimlösende, blutreinigende und entzündungshemmende Eigenschaften und kann helfen, die Cholesterinwerte zu regulieren**. Er wird traditionell bei **Erkältungen, chronischer Bronchitis, Asthma, Entzündungen im Mund- und Rachenraum, Nieren- und Blasenerkrankungen, Rheuma, Gicht und Verdauungsproblemen** eingesetzt.

Bei Nervosität, die durch geistige Überanstrengung verursacht wird, kann der Ehrenpreistee am Abend helfen, besser abzuschalten und zu schlafen. Maria Treben empfahl auch eine Mischung aus Ehrenpreis und Selleriewurzel gegen Schwermut, was heute einer depressiven Episode entsprechen könnte. **Der Tee kann auch äußerlich bei schlecht heilenden Wunden, Ekzemen und Brandwunden als Umschlag verwendet oder zu einer Salbe für die Haut verarbeitet werden.**

Der Ehrenpreis ist eine faszinierende Pflanze, die oft unscheinbar am Wald- oder Wegesrand und auf unseren heimischen Wiesen wächst. Ob als frischer Tee oder getrockneter Vorrat für den Winter, der Ehrenpreis kann uns in vielerlei Hinsicht im Alltag und in der Hausapotheke bereichern. Also macht euch im Frühling, am besten im April und Mai, auf die Suche nach Ehrenpreis in eurer Umgebung und lasst euch von seinen wunderbaren Wirkungsweisen begeistern.

MEIN VIDEO ZUM EHRENPREIS MIT WEITEREN EINBLICKEN GIBT ES HIER.

Frauenmantel

Alchemilla vulgaris

Der Frauenmantel spielte schon in der mittelalterlichen Medizin eine Rolle aber ist auch bei den modernen Kräuterleuten nicht wegzudenken. Ihr lateinischer Namensteil „Alchemilla" bedeutet so viel wie „kleine Alchemistin". Dies lässt sich auf die Alchemie zurückführen, denn diese Pflanze bildet eine Flüssigkeit, die im Sonnenlicht glänzt wie ein Tautropfen, auch noch lange nachdem der Tau an den Pflanzen ringsherum schon verdunstet ist. Dieser Prozess heißt Guttation und die alten Alchemisten haben diese Tropfen aufgefangen und versucht, damit den Stein der Weisen und Gold zu erzeugen. Auch die alten Druiden haben diese Flüssigkeit schon gesammelt und für rituelle Reinigungen benutzt.

Umgangssprachlich hat der Frauenmantel viele Trivialnamen, die sich entweder auf seine Bedeutung in der Frauenheilkunde, die typischen Wassertropfenbildung oder auf die Wuchsform seiner Blätter beziehen, die verkehrt herum gehalten an einen Mantel erinnern. Andere Namen des Frauenmantels beziehen sich zudem auf die biblische Maria, zum Beispiel „Marienträne" oder „Marienmantel".

Das ist deswegen interessant, weil bei der Entstehung dieser Namen vermutlich noch nicht bekannt war, dass der Frauenmantel tatsächlich zur Vermehrung keine Bestäubung braucht. Vielleicht gab es dieses Wissen aber auch schon und es wurde in schwierigen Zeiten für die Kräuterheilkundigen leider in Form von Menschen und Schriften verbrannt.

Im Volksmund hieß der Frauenmantel auch „All-Frauen-Heil", weil er gegen viele Frauenleiden wirksam ist. Er wurde schon von Maria Treben genutzt, um **Fehlgeburten zu verhindern** aber auch, um **Menstruationsstörungen zu heilen** und **schwere Verletzungen bei Geburten zu behandeln**. Egal, ob die Regel zu viel, gar nicht, zu wenig oder unregelmäßig verläuft, der Frauenmantel kann helfen, jedes Menstruationsproblem zu beheben. **Hilfreich und wirksam ist er zudem bei Wechseljahresbeschwerden.** Laut Wolf-Dieter Storl gehört der Frauenmantel aber auch zu den Mutterkräutern der Hexen.

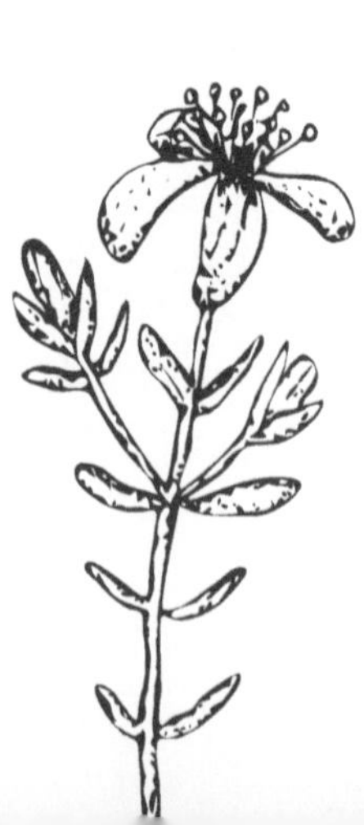

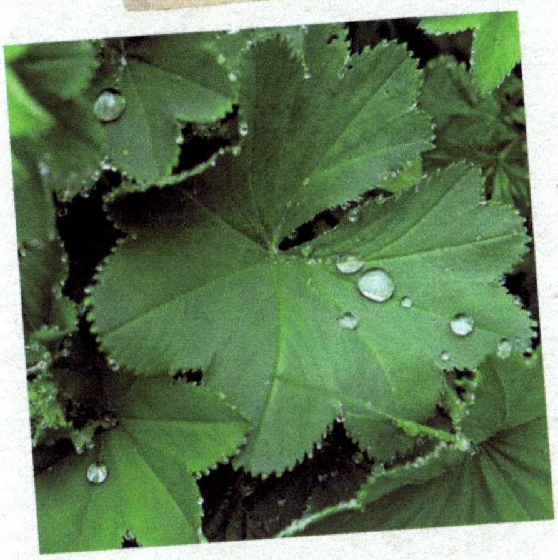

STECKBRIEF

- Standorte: feuchte Wiesen, Waldränder, Gärten
- Ernte: Blätter und Blüten im Frühjahr bis Sommer
- Besonderheiten: traditionelles Frauenheilkraut; wirkt gegen Durchfall und äußerlich bei Hautproblemen

Nach dem Zähneziehen kann es helfen, mehrmals täglich mit Frauenmanteltee zu spülen und gurgeln, damit die Wunden sich besser verschließen und gut heilen. Er wirkt **zusammenziehend, beruhigend und entzündungshemmend**, sodass er auch **äußerlich bei Hautproblemen** und **innerlich als Tee bei Halsschmerzen, Kopfschmerzen und Migräne** genutzt wird. Der Frauenmantel wirkt auch **blutbildend und -reinigend** und kann wunderbar für **vitalisierende Kuren** eingesetzt werden.

Wir können den Frauenmantel selbst sammeln und ihn frisch oder getrocknet für unseren Tee, vorbeugend im Alltag, als Kur oder bei akuten Beschwerden in unserer Hausapotheke einsetzen. Der Frauenmantel blüht von Mai bis Juni eher unscheinbar gelblich und grün. Am besten ist es, Blüten und Blätter in der Hauptblütezeit zu sammeln. Auch später, wenn er nicht mehr blüht, kann man die Blätter noch sammeln. In der Blütezeit sind die Anteile an heilsamen Wirkstoffen am höchsten. Natürlich lohnt es sich auch, das durch die Pflanze gefiltertes Wasser im Blatt des Frauenmantels zu kosten, wenn es uns anschimmert.

In diesem Video seht ihr weitere Bilder vom Frauenmantel:

Gänseblümchen

Bellis perennis

Das Gänseblümchen hat eine bewährte Tradition in der Volksmedizin und stellt auch heute eine geschätzte Heilpflanze mit einem breiten Anwendungsspektrum dar. In verschiedenen Kulturen hat das Gänseblümchen symbolische Bedeutung erlangt. In Märchen verkörpert es oft Reinheit, Unschuld und Hoffnung. Als Blume der Liebe dient es als zartes Zeichen der Zuneigung. In manchen Kulturen wurde das Gänseblümchen als Schutz gegen negative Einflüsse gepflanzt, während es in anderen als Symbol für die Verbundenheit zur Natur und die Freuden einfacher Dinge steht.

Die Pflanze wird auch oft als Zeichen der Freundschaft betrachtet, denn ihre zarten Blüten erinnern daran, die Bedeutung enger Beziehungen zu würdigen. All diese Geschichten, Mythen und Symbole verleihen dem Gänseblümchen eine tiefe kulturelle Bedeutung.

Die charakteristischen Merkmale des Gänseblümchens machen es leicht erkennbar. Die Pflanze bildet niedrige Rosetten aus Blättern, aus denen die charakteristischen Blütenstängel mit weißen Blütenköpfen hervorragen.

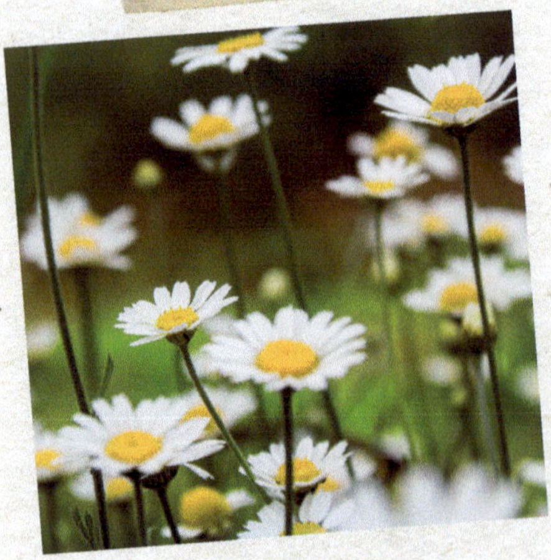

STECKBRIEF

- Standorte: Wiesen, Rasenflächen, Gärten, Wegränder, offene Flächen
- Ernte: Blüten und Blätter, Blütezeit von März bis Juni
- Besonderheiten: weitverbreitete Pionierpflanze; traditionelles Heilmittel bei Hautproblemen

Die Blätter sind dunkelgrün, länglich und weisen gezackte Ränder auf. Das Gänseblümchen gehört zur Familie der Korbblütler. Damit ist es eng verwandt mit Kamille, Wiesenmargerite, Ringelblume und Schafgarbe. Sie teilen eine ähnliche chemische Zusammensetzung und therapeutische Eigenschaften und können demnach jeweils unterstützend oder als Alternativen genutzt werden.

Das Gänseblümchen enthält eine Vielzahl von Wirkstoffen, die seine heilenden Eigenschaften erklären. Dazu gehören **Flavonoide, die entzündungshemmend wirken**, sowie T**riterpene, die für den krampflösenden Effekt verantwortlich sind**. Auch **Gerbstoffe, ätherische Öle und Saponine sind in der Pflanze vorhanden** und tragen zu ihrem medizinischen Nutzen bei. Seine Blüten und Blätter werden zu **Salben, Tinkturen und Ölen zur äußerlichen Anwendung verwendet, um Hautprobleme zu behandeln**. Doch auch in unserem Inneren entfaltet das Gänseblümchen seine Heilkraft.

Zur **Blutreinigung** und um den **Stoffwechsel anzuregen** können Gänseblümchen in Wildkräutersalaten, ins Vitalwasser oder in den Kräutertee gegeben werden. Bei **Atemwegsinfektionen und Husten** können wir uns Gänseblümchentee als **schmerzstillendes und schleimlösendes Mittel zunutze** machen. Das Pflänzchen ist ebenso für seine **krampflösenden Eigenschaften** bekannt und kann so beispielsweise **bei Menstruationsbeschwerden hilfreich sein**.

Besonders seine **entzündungshemmende Eigenschaft** macht das Gänseblümchen zu einem natürlichen Verbündeten bei der Hautgesundheit. Seine Wirkstoffe helfen dabei, die **Wundheilung zu fördern und Infektionen zu verhindern**. Es wird zur **Linderung von Hautirritationen, leichten Verbrennungen und Insektenstichen** eingesetzt. Wir können dazu frische Gänseblümchenblätter leicht zerquetschen und als Umschlag verwendenden. Auch Gänseblümchensalben oder -öle sind leicht selbst herzustellen. Zudem können wir Gänseblümchentee etwas abkühlen lassen und **zur Wundspülung nutzen**. Das eignet sich besonders bei Schürfwunden und Schnitten. Statt Tee können wir auch einen Kaltauszug mit Wasser herstellen. So fördert das Gänseblümchen die innere Fähigkeit unseres Körpers der Wundheilung.

Wir können das Gänseblümchen regelmäßig in unseren Speiseplan integrieren und es in Kräuterquark oder -butter, Pestos und Suppen geben. Auch ausgefallene Varianten, wie Gänseblümchensirup oder -honig, können wir einfach selbst herstellen. Ich gebe es besonders gern als vitalisierende Deko mit auf Salate, frisch ins Vitalwasser und sammle mir die Blüten zum Trocknen für bunte Teemischungen.

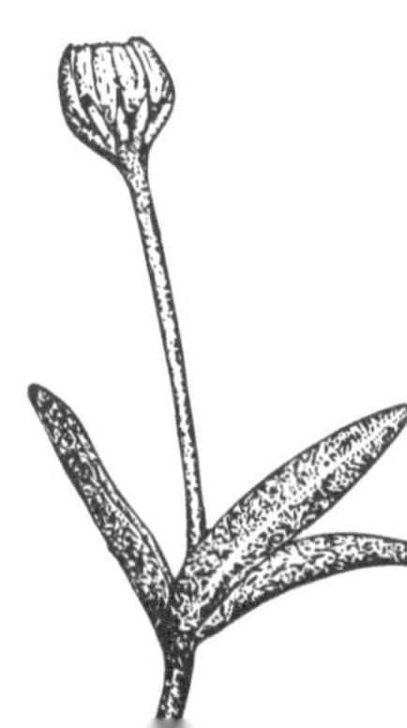

Goldrute

Solidago canadensis

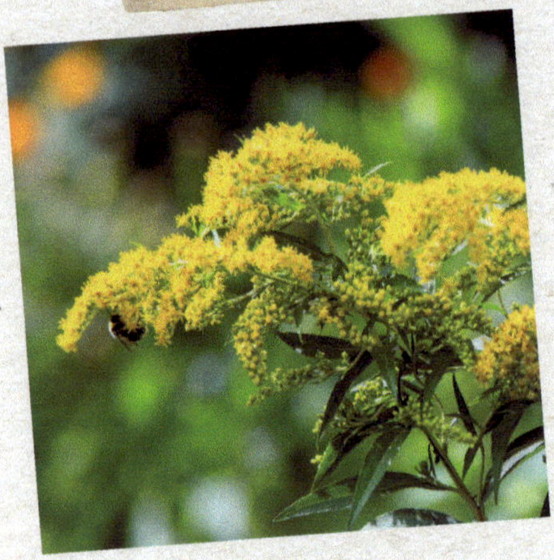

STECKBRIEF

- Standorte: sonnige Wiesen, Feldränder, Gärten, Waldlichtungen
- Ernte: in der Blüte von Juli bis September
- Besonderheiten: traditionelles Heilmittel in Nordamerika, bei Harnwegsbeschwerden, Blasen- und Nierenleiden

Die kanadische Goldrute hat eine lange Tradition als Heilpflanze bei indigenen Völkern und weist vergleichbare Inhaltsstoffe zu ihren engen Verwandten in Europa auf. Wir sollten Pflanzen, die als invasive Neophyten gelten, nicht weiter vermehren, aber wenn sie schon vor unserer Haustür wachsen, dann können wir sie zumindest als wertvolles Heilkraut nutzen. Unsere heimische Art der Goldrute (Solidago virgaurea) gilt als traditionelle Heilpflanze in der Volksmedizin. Mittlerweile haben wir die Umweltbedingungen so verändert, dass die einheimische Goldrute kaum mehr natürlich bei uns vorkommt. Dafür breitet sich nun die robustere Art aus Nordamerika auch stark in Europa aus. Die kanadische Goldrute wächst in einer ganz besonderen Form, wenn sie blüht. Ihre gelben, leicht hängenden Blütenstände sind goldgelb und rutenförmig. Diese Wuchsform macht uns darauf aufmerksam, wofür wir die Goldrute am allerbesten nutzen können, denn sie erinnert an einen Urinstrahl.

IN DIESEM VIDEO SEHT IHR, WIE DIE GOLDRUTE IN MEINEM GARTEN WÄCHST.

Bei **Harnwegsinfektionen, Blasenentzündungen und verschiedenen Nierenleiden** ist die Goldrute ein ideales Heilmittel. Es helfen zwei bis drei Tassen Goldrutentee über den Tag verteilt und über mehrere Tage getrunken.

Die **entzündungshemmende, krampflösende und beruhigende Eigenschaft** dieser wertvollen Heilpflanze möchte ich in meinem Teevorrat nicht mehr missen. Allerdings wirkt die Goldrute auch **harntreibend**, weshalb die letzte Tasse nicht direkt vor dem Schlafengehen getrunken werden sollte. Natürlich kann man die Goldrute auch vorbeugend anwenden. Bei mir kommt sie regelmäßig ins Vitalwasser oder auch in Kräuterteemischungen. So kann sie gemeinsam mit unseren einheimischen Heilpflanzen wunderbar präventiv wirken.

Maria Treben empfahl die Goldrute als Tee für **Darmerkrankungen, Blasen- und Nierenleiden und bei seelischen Belastungen**, die mit Trauer, Verlusten und Ängsten zu tun haben. Ich kann persönlich bestätigen, dass sich allein der Anblick der Goldrute positiv auf die Seele auswirkt. In meinem Garten wuchs sie schon vor meiner Ankunft und ich stelle fest, dass Besucher nie einfach an ihr vorbeigehen, sondern oft einen genaueren Blick auf sie werfen möchten.

Wir können sie besonders gut im August ernten, wenn sie in voller Blütenpracht steht. Ich schneide dazu ganze Stängel ab und hänge sie kopfüber zum Trocknen auf. Für ein Vitalwasser kann man die Goldrute am besten in frischer Form nutzen. Dabei zupfe ich die oberen Blätter und Blüten ab, denn in diesen beiden Pflanzenteilen stecken die konzentriertesten Inhaltsstoffe.

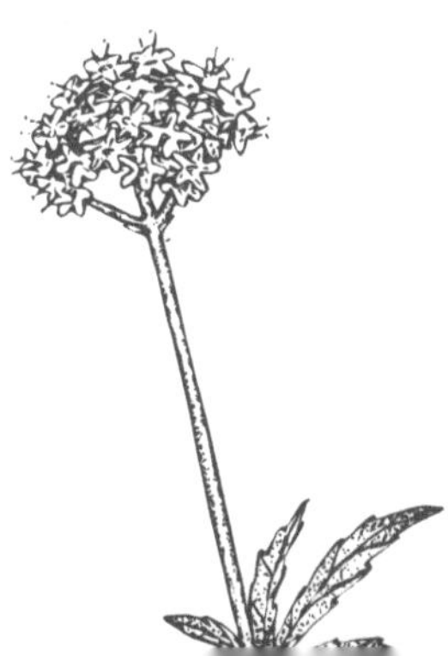

Gundelrebe

Glechoma hederacea
(AUCH GUNDERMANN GENANNT)

Die Gundelrebe ist eine vielseitige Heilpflanze, die in vielen Teilen Europas heimisch ist. Schon bei den Kelten und Germanen wurde die Gundelrebe als Heilmittel genutzt und galt als heiliges Kraut. In alten Zeiten wurden aus ihr Kränze geflochten und zu speziellen Festen und Feiertagen als Kronen getragen. Zum Beispiel zum Sonnenwendfeuer, um die Sinne zu erweitern, oder in der Walpurgisnacht, um Hexen erkennen zu können.

Die Gundelrebe hat dunkelgrüne, herzförmig eingekerbte Blätter, einen vierkantigen Stängel und auffällig feine, blau-violette Blüten. Sie gehört wie viele andere Aromapflanzen zu den Lippenblütlern, ähnlich wie die Minze, das Bohnenkraut oder der Thymian. Die Gundelrebe ist sehr vitaminreich und wurde daher früher bei Skorbut gegessen. Besonders im Frühjahr ist sie wunderbar dafür geeignet, mit in die Kräutersuppe oder in Salate gegeben zu werden und als Gemüse zubereitet zu werden. **Sie enthält Vitamin C, das unser Immunsystem stärkt und Vitamin A, das zur Augengesundheit beiträgt. Eisen, Kalzium und Mangan sind ebenfalls in nennenswerten Mengen enthalten, was die Gundelrebe zu einem wertvollen Nahrungsergänzungsmittel macht.**

Die Gundelrebe ist als frisches oder getrocknetes Würzkraut in der Küche sehr beliebt, weil sie ein starkes Aroma hat und ätherische Öle beinhaltet. Einige davon sind fettlöslich, weshalb wir die Blätter und Blüten in Kräuterbutter, Salaten, Soßen und Marinaden als gesundes und dekoratives Küchengewürz nutzen können.

Im Besonderen wirkt die Gundelrebe für uns entgiftend. Sie wirkt aber auch anregend auf den Stoffwechsel, gibt neue Lebenskraft und kann das Herz und die Leber stärken. Hildegard von Bingen hat die Gundelrebe als eine große Heilerin angepriesen. Sie empfahl, die Gundelrebe als Tee zuzubereiten oder sie in heißer Milch ziehen zu lassen, da das Fett in der Milch hilft, die heilenden Inhaltsstoffe noch besser zu lösen.

Bei **Bronchitis, Schnupfen, Rachen- und Lungenentzündungen und asthmatischen Hustenanfällen** hilft die Gundelrebe durch ihre **schleimlösenden Eigenschaften**. Auch bei **Gelenkbeschwerden und Leberleiden** kann sie durch ihre **entgiftenden Eigenschaften** Abhilfe schaffen.

Bei **Durchfall und Magenerkrankungen** wird die Gundelrebe aufgrund ihrer **verdauungsfördernden Wirkung** als Tee getrunken und in die Nahrung integriert. Die alten Kräuterleute haben die Gundelrebe auch als Badezusatz bei **Hauterkrankungen** benutzt.

Der Vorteil der Gundelrebe gegenüber anderen Pflanzen ist, dass man sie fast das ganze Jahr über findet. Wenn man weiß, wo sie steht, kann man selbst im Winter die Schneedecke beiseite räumen und sich frische Blätter pflücken. Für den Vorrat als Tee und Gewürz sollte man die Gundelrebe ernten, wenn sie im Frühling und Frühsommer in der Blüte steht und anschließend schonend trocknen.

Die Gundelrebe ist ein optisch schönes und zierliches Pflänzchen. Bei mir breitet sie sich zum Glück nur langsam im Garten aus. Wenn man erst einmal mit der Gundelrebe und ihrem Aroma vertraut geworden ist, wird man sie jederzeit wiedererkennen. Verwechseln kann man sie nur mit den jungen rundlichen Blättern der Knoblauchsrauke, die wir aber ebenso gut als Heilmittel und Würzkraut nutzen können.

Hier ist mein Video mit mehr Bildern von der Gundelrebe:

STECKBRIEF

- Standorte: Waldränder, Wiesen, Gärten
- Ernte: in der Blüte von März bis Juni
- Besonderheiten: entzündungshemmend, immunstärkend, schleimlösend; bei Husten und Magen-Darm-Problemen

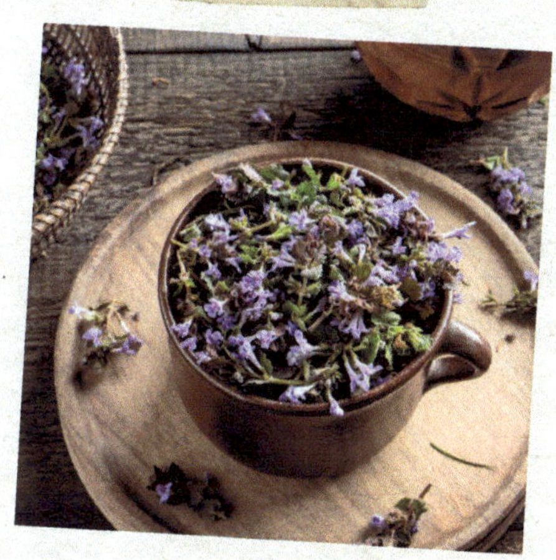

Johanniskraut

Hypericum perforatum

Der botanische Name des Johanniskrauts ist „Hypericum perforatum", wobei „perforatum" fast so klingt, als wäre das Blatt durchlöchert. Und dazu gibt es eine kleine Legende: Der Teufel soll so wütend über die unglaubliche Heilkraft des Johanniskrauts gewesen sein, dass er es kurzerhand mit Nadeln durchstochen hat. Hält man die Blätter des Johanniskrauts gegen das Licht, kann man tatsächlich die kleinen Öldrüsen erkennen, welche die Blätter wahrlich perforiert erscheinen lassen.

Ein weiteres wichtiges Merkmal sind die gelben Blüten der Pflanze. Wenn man sie zwischen den Fingern verreibt, entsteht eine rote Substanz. Die Trivialnamen des Johanniskrauts, wie „Blutkraut" oder auch „Herrgotts Wundenkraut", deuten auf dieses Erkennungsmerkmal hin.

Am besten kann man das Johanniskraut um die Zeit der Sommersonnenwende und den Johannistag am 24. Juni sammeln, da sich dann die höchste Konzentration an heilenden Wirkstoffen in den Blüten befinden.

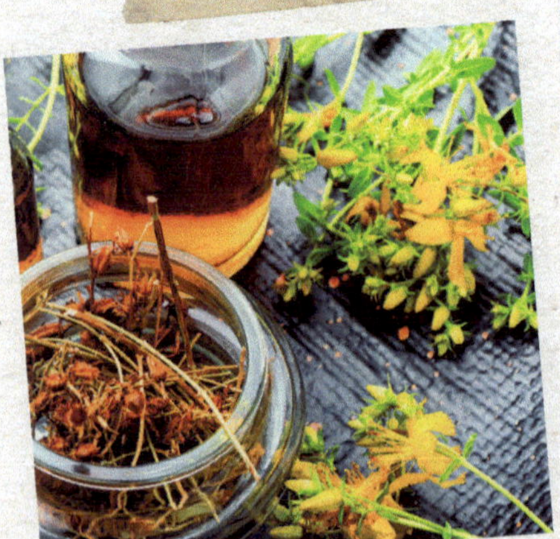

STECKBRIEF

- Standorte: Wiesen, Waldränder, Trockenrasen, lichte Wälder
- Ernte: Blüten und Kraut von Juni bis Juli
- Besonderheiten: wirkt schmerzstillend, antidepressiv, macht lichtempfindlich; bei Atemwegserkrankungen, Schmerzen, Nervosität und Schlafproblemen

Demnach ist die Pflanze ein Symbol für den Sommer und die Sonne. Dem Johanniskraut wird nachgesagt, dass es die Energie und Kraft der Sonne in sich aufnehmen und speichern kann und wir uns diese mit ihm in die Hausapotheke holen können.

Es gibt zwei Hauptanwendungsarten des Johanniskrauts. Zum einen kann man aus ihm das sogenannte „Rotöl" herstellen, indem man frische Johanniskrautblüten in ein Schraubglas gibt, mit einem hochwertigen Öl auffüllt und das Ganze für vier bis sechs Wochen an einem warmen, sonnigen Ort ziehen lässt und regelmäßig schüttelt, um Schimmelbildung zu vermeiden. Danach wird es gesiebt und in ein steriles Glas umgefüllt. So hat man einen Jahresvorrat an wertvollem Rotöl geschaffen. **Das Rotöl kann vielseitig eingesetzt werden, beispielsweise zum Einreiben bei Prellungen, Zerrungen, Blutergüssen, Hexenschuss, Muskelschmerzen, Rheumaschmerzen und vielen anderen Beschwerden. Es wirkt entzündungshemmend und fördert die Entspannung der Muskulatur.**

Auch als Tee kann man die Blüten frisch oder getrocknet nutzen. Maria Treben empfiehlt den Johanniskrauttee bei **Atemwegserkrankungen und Nervosität**, da er **schmerzstillend wirkt** und auch als **„Arnika der Nerven"** bezeichnet wird. Der Tee kann sanft gegen **Depressionen** wirken, was auch von moderner Forschung bestätigt ist. Besonders bei **Winter- und Wochenbettdepression, Unruhe und Schlafproblemen** kann der Johanniskrauttee hilfreich sein.

Eine wichtige Vorsichtsmaßnahme gilt für Menschen mit heller Haut, da das Johanniskraut die Haut lichtempfindlicher und anfällig für Sonnenbrand machen kann. Deshalb sollte man den Johanniskrauttee nicht einnehmen und gleichzeitig intensive Sonnenbäder nehmen.

Für eine Kur mit Johanniskrauttee empfiehlt es sich, diesen über mehrere Wochen hinweg zu trinken, dann eine Pause von etwa vier bis sechs Wochen einzulegen und gegebenenfalls eine andere Heilpflanze als Hauptsubstanz in den Tee einzubringen. Auf diese Weise bleibt die Wirkung des Johanniskrauts effektiv.

IN DIESEM VIDEO SEHT IHR MEHR BILDER UND ERHALTET EINEN ÜBERBLICK ZU WICHTIGEN MERKMALEN DES JOHANNISKRAUTS.

Kamille

Matricaria chamomilla / Matricaria recutita

Die Kamille hat eine lange Tradition als Heilmittel und wurde in vielen Kulturen hochgeschätzt. In Aufzeichnungen der Klosterheilkunde und des Mittelalters wird sie häufig erwähnt und auch in der Volksheilkunde war sie weitverbreitet. Sie wurde früher oft zur **Geburtserleichterung** und bei **Kinderkrankheiten** eingesetzt.

Die Unterscheidung der beiden als „echte Kamille" bezeichneten Arten besteht in den botanischen Namen und den wissenschaftlichen Bezeichnungen. Obwohl einige Unterschiede in Blütenform, Wachstum und chemischer Zusammensetzung bestehen, sind die Grundlagen der Anwendungen und die Heilkräfte der beiden echten Kamillearten sehr ähnlich. Andere Kamillearten, wie die „geruchlose Kamille", sind für Menschen und Tiere nicht giftig, besitzen jedoch keine medizinische Wirkung.

Die Kamille wächst auf nährstoffarmen, lehmigen oder sandigen Böden und bevorzugt trockene, sonnige Standorte. Häufig kommt sie an Weg- und Feldrändern, auf ungedüngten Wiesen und Brachflächen vor. Die Blüten der Kamille können sowohl innerlich als Tee oder Inhalation, als auch äußerlich als Salbe, Badezusatz oder Umschlag angewendet werden.

Ihr könnt die Kamille je nach Region von Mai bis September sammeln, wobei im Juni und Juli durch die langen Tage die meisten Heilkräfte in den Blüten geweckt werden. Sie lassen sich gut trocknen und aufbewahren. Im Garten schneide ich verblühte Teile regelmäßig ab, sodass die Pflanze mehrfach neu austreibt und die ganze Wachstumszeit lang neue Blüten bildet. Die Kamille ist nicht nur eine wirksame Heilpflanze für uns, sondern auch eine wertvolle Futterpflanze für viele Insekten.

Ein einfacher und wirksamer Weg, die Kamille zu nutzen, ist die **Zubereitung von Kamillentee**. Der Tee hat eine **beruhigende, angstlösende und schlaffördernde Wirkung** und kann besonders gut bei **Stress und Ängsten, Einschlaf- und Durchschlafproblemen**, aber auch bei **Kindern mit Nachtangst** helfen. Ihr könnt den Kamillentee auch mit anderen Kräutern wie Holunderblüten oder Thymian mischen und mit einem Löffel Honig süßen.

Kamillentee wirkt **antibakteriell, krampflösend und verdauungsfördernd** und ist somit ein **wunderbares Mittel bei Entzündungen im Verdauungssystem, Magen-Darm-Problemen, Blähungen, Durchfall und Magenschmerzen**. Auch bei Frauenleiden wie **Menstruationsbeschwerden**

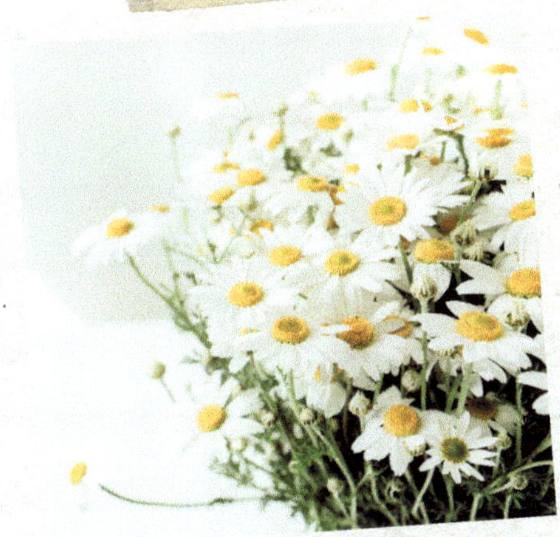

STECKBRIEF

- Standorte: trockene, sonnige Böden; Weg- und Feldränder, ungedüngte Wiesen, Brachflächen
- Ernte: Blüten von Mai bis September, optimal im Juni und Juli
- Besonderheiten: ein Multitalent in der Hausapotheke; wirkt entzündungshemmend, krampflösend, verdauungsfördernd und angstlösend

und Krämpfen ist er wirksam. Ihr könnt den Tee als **Gurgelmittel bei Zahnfleischentzündungen, Heiserkeit oder Halsentzündungen** nutzen. Als **Inhalation oder Dampfbad ist er bei Erkältungen, Husten, Bronchitis und Nasennebenhöhlenentzündungen** sehr effektiv.

Äußerlich angewendet wirkt Kamille **entzündungshemmend und fördert die Wundheilung**. Bei **Akne kann Kamille als Öl, Auflage oder Umschlag** helfen. Auch als **Salbe oder Badezusatz bei Hautproblemen wie Hämorrhoiden, Ekzemen oder Sonnenbrand** ist sie sehr beliebt. Da Kamille **nässende Wunden austrocknen** kann, sollte sie nicht zur Pflege trockener Haut genutzt werden.

Achtet auch darauf, dass die Kamille nicht in die Augen gelangt, weil dies zu Reizungen führen kann.

Maria Treben hat die Kamille als Allheilmittel für Kleinkinder angepriesen. Ich finde, dass sie in jede Hausapotheke gehört und bei vielen Beschwerden einfach und effektiv eingesetzt werden kann. Als Tee, ätherisches Öl, Salbe oder in Badezusätzen erinnert uns die Kamille daran, dass die besten Heilkräfte oft direkt in der Natur zu finden sind.

Wichtige Merkmale und weitere Bilder von der Kamille habe ich in diesem Video zusammengefasst:

Knoblauchsrauke

Alliaria petiolata

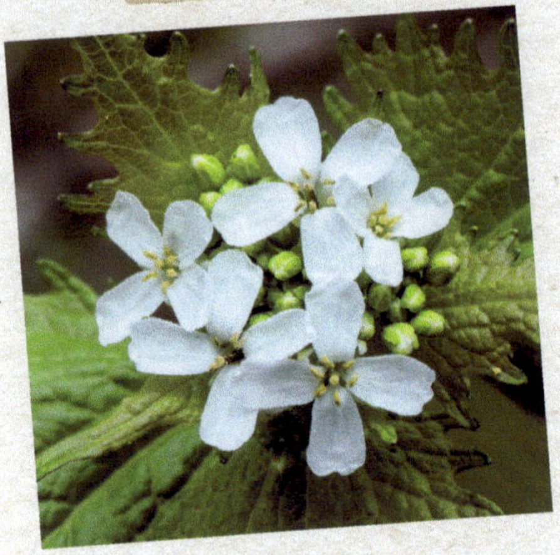

STECKBRIEF

- Standorte: Waldränder, Wiesen, Hecken
- Ernte: Blätter im Frühjahr vor der Blüte, Samen im Spätsommer
- Besonderheiten: entzündungshemmend, schleimlösend, verdauungsfördernd, reich an Vitamin C

Im April und Mai entdecken wir unterwegs häufig die Knoblauchsrauke. Diese Pflanze ist nicht nur eine köstliche Bereicherung für Frühlingssalate, sondern hat auch eine lange Geschichte als Heilpflanze. Schon unsere Vorfahren vor 5000 Jahren haben die Knoblauchsrauke geschätzt und als heimisches Würzkraut verwendet, bevor der exotische Pfeffer nach Europa kam.

Die Knoblauchsrauke ist reich an wertvollen Inhaltsstoffen, welche für ihre heilenden Eigenschaften verantwortlich sind. In ihr finden wir **ätherische Öle, Senfölglykoside, Bitterstoffe, Flavonoide und Vitamin C**. Diese Kombination verleiht der Knoblauchsrauke nicht nur ihr charakteristisches Aroma, sondern auch ihre **entzündungshemmende, schleimlösende und verdauungsfördernde Wirkung**.

IN DIESEM VIDEO ZEIGE ICH DIE KNOBLAUCHSRAUKE IN FREIER NATUR UND ZWANZIG WEITERE ESSBARE WILDPFLANZEN.

Sie verleiht den Speisen eine kresseartige Knoblauchnote, jedoch ohne den unangenehmen Mundgeruch, der normalerweise mit Knoblauch verbunden ist. Die Knoblauchsrauke ist eine äußerst vielseitige Pflanze, deren Samen, Blüten, Blätter und sogar Wurzeln genießbar sind. Es ist am besten, die Blätter und Blüten frisch zu essen oder nur kurz als Tee ziehen zu lassen, da die Pflanze beim Trocknen oder längerem Kochen an Nährwerten verliert. Die Samen lassen sich als Pfefferersatz, frisch oder getrocknet, nutzen.

Kräuterleute vergangener Zeiten nutzten die Knoblauchsrauke gerne bei **Erkältungen und Husten, um die Atemwege zu beruhigen und den Heilungsprozess zu unterstützen**. Auch bei **Magen-Darm-Beschwerden und Blähungen** wurde sie verwendet, um die **Verdauung zu fördern und das Wohlbefinden zu steigern**.

Als vielseitige Heilpflanze wurde die Knoblauchsrauke sogar bei **Hautproblemen, wie leichten Entzündungen oder Insektenstichen, in selbst gemachten Salben und Cremes** angewendet. Für die äußerliche Anwendung als Kosmetik könnt ihr frische Knoblauchsrauke klein hacken und mit etwas Olivenöl vermischen. Lasst die Mischung dann für einige Tage an einem warmen Ort ziehen und filtert anschließend die festen Bestandteile heraus. Das erhaltene Öl könnt ihr als pflegende Gesichts- oder Körperpflege nutzen. Auch ein Umschlag aus frischem Pflanzenbrei oder als Tee eignet sich für die äußerliche Anwendung.

Probiert sie doch mal in eurem Frühlingssalat aus und lasst euch von ihrem einzigartigen Geschmack und ihren gesundheitlichen Vorzügen begeistern.

IN DIESEM VIDEO ZEIGE ICH WIE MAN DIE KNOBLAUCHSRAUKE UND GUNDELREBE UNTERSCHEIDEN UND ERKENNEN KANN.

Mädesüß

Filipendula ulmaria
(AUCH SPIER ODER SPIERSTAUDE GENANNT)

Mädesüß ist als heimische Wildpflanze weitverbreitet und wächst gern an feuchten Standorten. In der Vergangenheit war es nicht nur als heilsame Pflanze bekannt, sondern diente auch als Würzkraut und sogar als Süßungsmittel. Es wurde für die Aromatisierung von Met genutzt, einem Honigwein, was sich im Namen Mädesüß widerspiegelt.

Ein Inhaltsstoff des Mädesüß bildet die Grundlage für unser heutiges Aspirin. Die alte Bezeichnung „Spier" findet sich im Produktnamen „Aspirin" wieder. Das „A" steht hierbei für Acetyliert, was so viel bedeutet, wie in Essig gekocht. In Pharmaprodukten wird das Mädesüß wegen seiner **schmerzlindernden und entzündungshemmenden Eigenschaften** eingesetzt.

Wir können uns das Mädesüß frisch oder getrocknet als Tee zunutze machen. Mädesüßtee kann bei **Kopfschmerzen und Erkältungskrankheiten lindernd wirken und Fieber senken**. Auch in der Behandlung von **Migräne** kommt Mädesüß häufig zum Einsatz. Zudem wirkt der Tee **krampflösend und schleimlösend**, was das Mädesüß auch bei **Durchfall und Blähungen** zu einem geschätzten Mittel macht.

Mädesüß hat weitere gute Inhaltsstoffe, die stärkend auf unser Immunsystem wirken. Außerdem heißt es, die Pflanze fördert Urvertrauen und bringt Leichtigkeit und Zuversicht zurück. So kann es die **Sensibilität und Entscheidungsfähigkeit positiv beeinflussen und die Seelenempfindungen ins Gleichgewicht bringen**, wenn wir uns einen Tee mit Mädesüß gönnen.

Aus den Blättern und Blüten des Mädesüß können wir eine Tinktur zum **Einreiben bei Gelenkbeschwerden und Schmerzen** herstellen. So bietet das Mädesüß eine natürliche Alternative **zur Schmerzlinderung und zur Behandlung von Entzündungen**, ohne auf synthetische Medikamente zurückgreifen zu müssen.

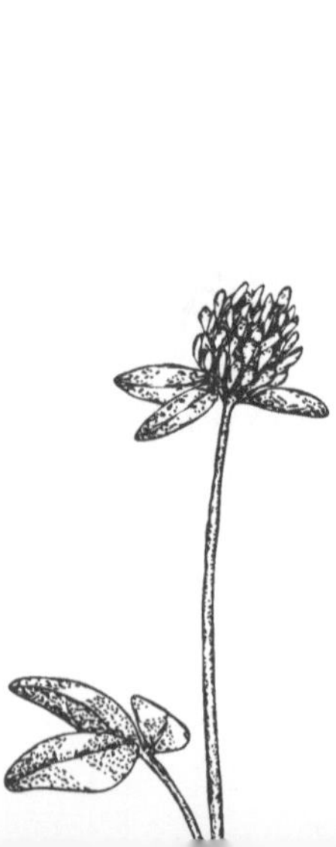

STECKBRIEF

- Standorte: Ufer von Gewässern, feuchte Wiesen und Waldlichtungen; bevorzugt sonnige bis halbschattige Plätze
- Ernte: Blüten und Blätter im Sommer
- Besonderheiten: enthält schmerzlindernde und entzündungshemmende Stoffe; bei Gelenkschmerzen, Kopfschmerzen und Migräne sowie gegen Durchfall

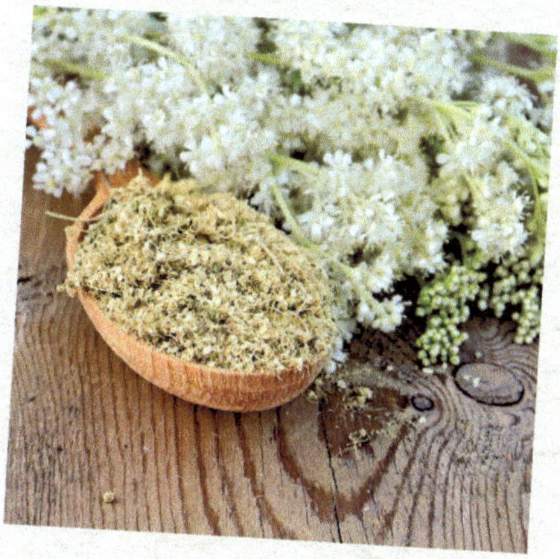

MEHR BILDER VON UND WICHTIGE INFORMATIONEN ÜBER DAS MÄDESÜSS FINDET IHR IN DIESEM VIDEO.

Schafgarbe

Achillea millefolium

Selten haben wir eine so große Heilerin vor uns, bei der sogar der lateinische Name Legenden und Bestimmungsmerkmale liefert. Der Namenszusatz „tausend Blatt" bezieht sich auf die äußerst feingefiederten und zarten Blätter der Pflanze. Auch die aus der römischen Antike stammende Bezeichnung „Augenbraue der Venus" weist auf diese besondere Blattform und den Bezug zur Weiblichkeit hin. Aber nicht nur die römische Version der Liebesgöttin steht in Verbindung mit der Schafgarbe, denn in der griechischen Sagenwelt war es Aphrodite selbst, die Achilles im Trojanischen Krieg zeigte, wie er seine Verletzten mit Schafgarbe heilen kann. Es heißt bis heute, dass die Schafgarbe besonders gut Wunden heilt, die durch Eisen bzw. Klingen verursacht wurden. In der Volksmedizin wurde sie auch „Allheil" oder „Gottes Kraut" genannt, da sie vielseitige Anwendungsmöglichkeiten liefert.

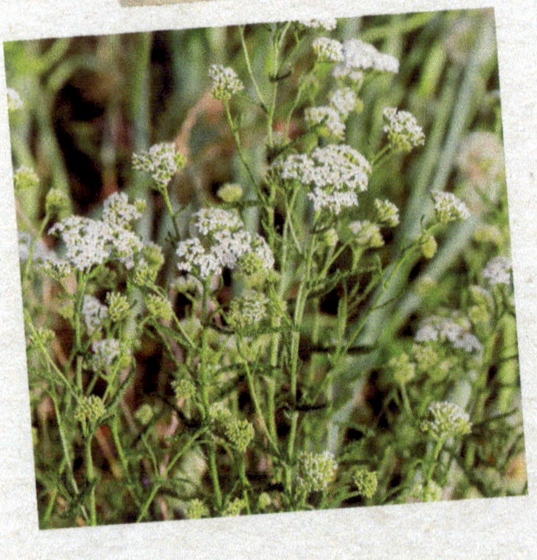

STECKBRIEF

- Standorte: eher auf trockenen, nährstoffreichen Böden; sonnige Wiesen, Gärten, Feld- und Wegränder
- Ernte: junge Blätter ab April, Blüten und das ganze Kraut von Juni bis September
- Besonderheiten: blutstillend und heilungsfördernd bei Wunden, beruhigend bei innerer Unruhe, lindert Magen-Darm- und Frauenleiden

Man kann die Blätter schon im Frühling als Salatbeigabe oder für Kräutertee verwenden. Die Blüten oder ganze Stängel können wir im Sommer sammeln und frisch nutzen oder trocknen. Ihre Vielseitigkeit macht sie zu einer passenden Zutat für viele Heilteemischungen. Wichtig ist, dass man die Schafgarbe von Doldenblütlern wie dem gefleckten Schierling unterscheidet, da dieser giftig ist. Die Schafgarbe gehört zu den Korbblütlern, wie auch die Sonnenblume und Kamille. Ihre Blüten sind weiß, rosa oder manchmal auch gelblich. Ich meine, das Aroma der Schafgarbe erinnert etwas an Kamille. Die Verwechslungsgefahr ist aus meiner Sicht jedoch gering, wenn wir auf die charakteristisch gefiederten Blätter achten. Auf den ersten Blick kann man sie noch mit der wilden Möhre verwechseln, die auch feine Blätter und eine weiße Doldenblüte ausbildet und häufig am selben Standort vorkommt.

In der Volksmedizin wurde die Schafgarbe bei allen möglichen **Wunden und Verletzungen** als lebensrettendes Mittel äußerlich als Umschlag, Badezusatz, Salbe oder Tinktur genutzt. Ihre **blutstillenden und entzündungshemmenden Eigenschaften** machen sie zu einem unverzichtbaren Begleiter in der Hausapotheke. Bei **Schnitten, Schürfwunden oder Verbrennungen** sollte die Schafgarbe immer in greifbarer Nähe sein, um schnelle Linderung zu verschaffen und die Heilung zu fördern.

Die moderne Kräuterkunde empfiehlt sie aufgrund ihrer **antibakteriellen, beruhigenden und krampflösenden Eigenschaften**. Sie ist als Tee geeignet **zur Regulierung des Zyklus und zur Linderung von Symptomen des prämenstruellen Syndroms (PMS)**. Besonders wirksam ist sie auch bei **Menstruations- und Wechseljahresbeschwerden**. Zudem wirkt sie **entkrampfend bei wetterbedingten Kopfschmerzen und kann bei Migräne hilfreich sein**. Auch gegen **Appetitlosigkeit** ist ein Schafgarbentee hilfreich. Selbst bei **Bluthochdruck, Zahnschmerzen und entzündlichen Magen-Darm-Beschwerden** wird die Schafgarbe erfolgreich genutzt. Bei **Magenkrämpfen, Sodbrennen, Blähungen und Völlegefühl** können wir uns ebenfalls einen wohltuenden Schafgarbentee gönnen.

Vor der Empfängnis und nach der Geburt eines Kindes sowie in den Wechseljahren ist die Schafgarbe für Frauen eine der hilfreichsten Pflanzen, die bei uns wachsen. Bei Kinderwunsch wird die Schafgarbe als natürliches Mittel eingesetzt, da sie den weiblichen Hormonhaushalt reguliert und die Durchblutung fördert. Diese durchblutungsfördernde Wirkung hat die Schafgarbe in einigen Kulturkreisen auch als Aphrodisiakum beliebt gemacht, denn die Unterleiber aller Geschlechter werden so besser durchblutet. Also, falls jemand danach fragt, sollten alle Beteiligten eine Stunde vorher eine Tasse Schafgarbentee trinken.

Auch als **wehenförderndes Mittel** wird Schafgarbe in der Frauenheilkunde eingesetzt. **Daher wird von der Einnahme während der Schwangerschaft abgeraten.** Während und nach der Geburt eines Kindes ist die Schafgarbe, innerlich sowie äußerlich angewandt, dann wieder umso wichtiger für alle Beschwerden, die damit in Zusammenhang stehen. Bei der Einnahme von Medikamenten, die auf den Hormonhaushalt wirken, ist ärztliche Rücksprache empfohlen. Übrigens wirkt die Schafgarbe auch **blutbildend und blutreinigend** und enthält viele wertvolle Inhaltsstoffe. Deswegen eignet sie sich für eine vitalisierende Kuranwendung, am besten im Mix mit anderen Kräutern der Frühjahrs- und Sommersaison. Auch bei **Hämorrhoiden** ist Schafgarbentee äußerlich aufgetupft oder als Badezusatz bzw. Sitzbad hilfreich. Hier gilt: Viel hilft viel. Zusätzlich ist eine Teekur mit Schafgarbe sinnvoll.

Die Schafgarbe ist nicht nur für uns Menschen interessant, sondern auch für die Insektenwelt. Es summt und brummt in den Blüten, denn Hummeln, Schmetterlinge und Käfer lieben sie gleichermaßen. Auch Schafe fressen sie besonders gern und in der Tierheilkunde wird sie beispielsweise bei Pferden und Hunden zur Unterstützung der Verdauung oder bei äußerlichen Wunden verwendet.

Wie die Schafgarbe bei mir im Garten wächst, zeige ich euch in diesem Video:

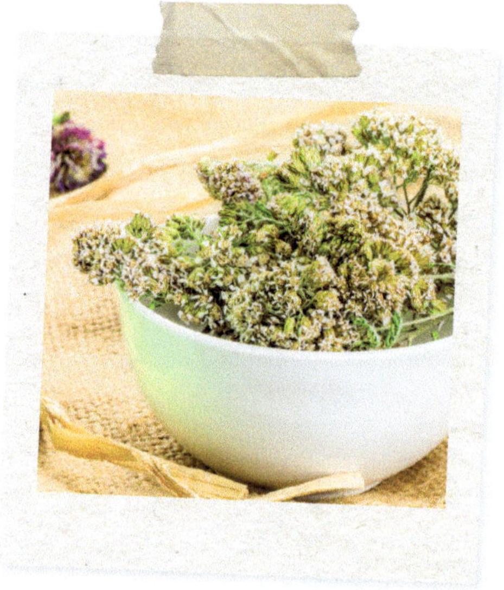

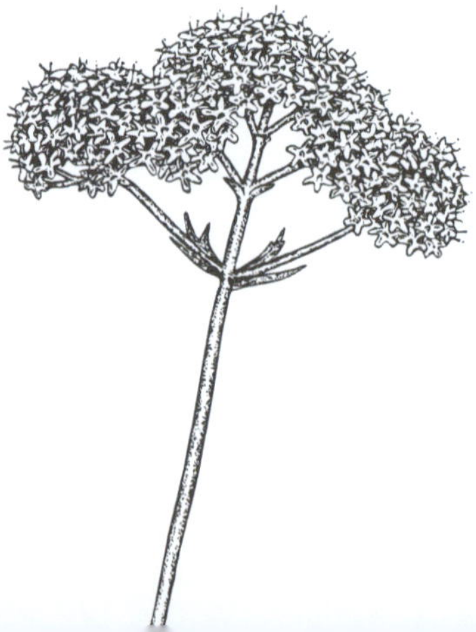

Spitzwegerich

Plantago lanceolata

STECKBRIEF

- Standorte: weitverbreitet auf Wiesen, Wegen und an Wegrändern
- Ernte: Blätter ab März, Blütenstände und Samen von Juni bis September
- Besonderheiten: wirkt entzündungshemmend; bei Husten und Magen-Darm-Leiden, Wunden und Insektenstichen

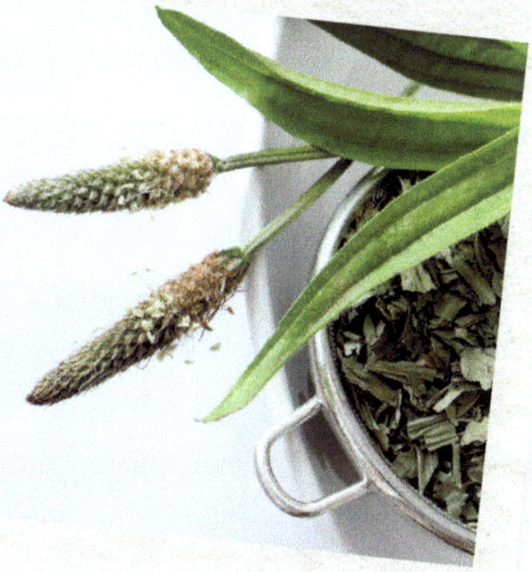

Für mich ist der Spitzwegerich einer meiner Pflanzenverbündeten, die mir schon ziemlich häufig unterwegs in der Natur geholfen haben und die ich sehr gerne in meinem Garten habe. Im botanischen Namen „Plantago lanceolata" steckt schon ein Bestimmungsmerkmal, und zwar seine langen lanzenförmigen Blätter. Im Spätsommer fällt die Pflanze sehr durch ihre Blütenstände auf, die aus der Blattrosette hoch herausragen. Der Spitzwegerich kommt sehr häufig vor und ist weitverbreitet. Am liebsten wächst er auf unseren Wiesen, auf Pfaden und am Wegesrand, wie es auch schon in seinem Namen steckt.

Der Spitzwegerich ist eine vielseitige Heilpflanze, die in verschiedenen Jahreszeiten unterschiedliche Schätze für uns bereithält. Im Frühling und Sommer werden vor allem die jungen Blätter geerntet, die sich ideal für Wildkräutersalate eignen und als entzündungshemmende Zutat in Hustentees, Ölauszügen, Tinkturen und mit Zucker gemischt als Hustensirup wirken. Im Sommer können wir die aufrechten Blütenstände sammeln. Wenn sie noch grün sind, schmecken sie in der Pfanne geschwenkt nach Waldpilzen. Man kann zudem die braunen und damit ausgereiften Samen im Spätsommer bis Herbst sammeln. Sie lassen sich gut trocknen.

Wie andere Samen und Nüsse finden sie vielseitige Einsatzmöglichkeiten in der Küche und können auch als Heiltee genutzt werden, um Verdauungsbeschwerden zu lindern.

Ein weiterer Vorteil des Spitzwegerichs ist, dass er fast das ganze Jahr über zu finden ist. Die kleinen Blattrosetten haben die letzten Jahre bei mir sogar unter der Schneedecke überdauert, sodass ich mir ganzjährig frische Blätter holen konnte. Der Spitzwegerich ist mit den mittleren Wegericharten und dem Breitwegerich verwandt. Diese zeigen ähnliche Heilwirkungen, wobei die intensivste Heilkraft aber nur beim Spitzwegerich beobachtet werden kann. Wir können seine frischen Blätter im Wildkräutersalat als **vitalisierende und entzündungshemmende Beigabe** zu uns nehmen. Am besten verwendet man die kleinen und jungen Blätter, weil diese später zwar noch essbar sind, aber zäh werden.

Besonders geeignet ist Spitzwegerich als Tee getrunken bei **Husten und Atemwegserkrankungen**. Er wirkt **entzündungshemmend, antibakteriell und schleimlösend**, was bei **Erkältungen und Magen-Darm-Problemen**, wie **Krämpfen und Blähungen**, hilfreich ist. Zudem ist der Spitzwegerich ein geeignetes Mittel zur **Entgiftung**, da er **die Nieren und die Leber** bei der **Ausscheidung von Giftstoffen** unterstützt. Bereits in der alten chinesischen und japanischen Medizin war Wegerich beliebt.

Die verschiedenen Arten wurden unter anderem als Salbe bei beginnendem **Herpes** verwendet. Der Spitzwegerich ist für mich die erste Wahl bei sämtlichen **Insektenstichen, Wunden und Hautverletzungen**, ob es nun **Schnittwunden, Kratzer, Mückenstiche oder Zeckenbisse** sind. Wenn ich mich beim Waldspaziergang an einer Brombeere verletze, barfuß im Garten auf eine Wildbiene trete oder mich in der Küche mit dem Messer schneide, führt mein erster Weg immer zum Spitzwegerich. Die frischen Blätter können einfach abgezupft, gekaut, zerrieben oder zerrissen werden, um den Pflanzensaft freizusetzen. Diesen Pflanzenbrei verteile ich dann auf der betroffenen Stelle. Der Spitzwegerich, oft als „Pflaster der Natur" bezeichnet, **fördert die Heilung, verhindert Entzündungen und lindert schnell das Jucken bei Insektenstichen**.

Für schnelle Hilfe, beispielsweise wenn in der Nacht eine Mücke zusticht, kann man Ölauszüge oder Salben aus Spitzwegerich herstellen und diese für einen zusätzlich **kühlenden Effekt bei Stichen** im Kühlschrank lagern. Abgekühlten Spitzwegerichtee kann man ebenfalls äußerlich als Umschlag bei Wunden nutzen. Bei **Entzündungen im Mundraum oder Rachen** kann man den Spitzwegerichtee auch zum Gurgeln verwenden, um die **Wundheilung zu fördern**.

Ich finde, dass das Trocknen des Spitzwegerichs für den Teevorrat eher schwierig ist. Oftmals verfärbt er sich beim Trocknen an der Luft dunkelbraun oder sogar schwarz und ist dann nicht mehr heilwirksam. Ansonsten kann man den Spitzwegerich schonend im Ofen oder im Dörrautomaten trocknen oder getrocknetes Kraut bei entsprechenden Anbietern erhalten. Wenn man allerdings die Stellen kennt, an denen er vorkommt, kann man sich fast das ganze Jahr über frisch versorgen. Deswegen bin ich sehr froh, dass er gern in meinem Garten wächst.

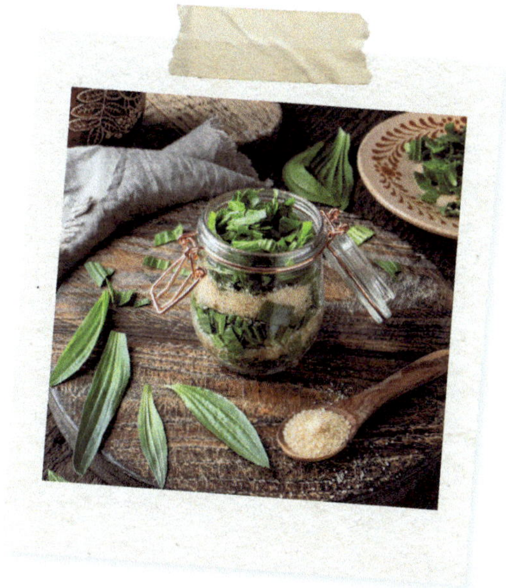

IN DIESEM VIDEO SEHT IHR, WIE DER SPITZWEGERICH IN MEINEM GARTEN WÄCHST.

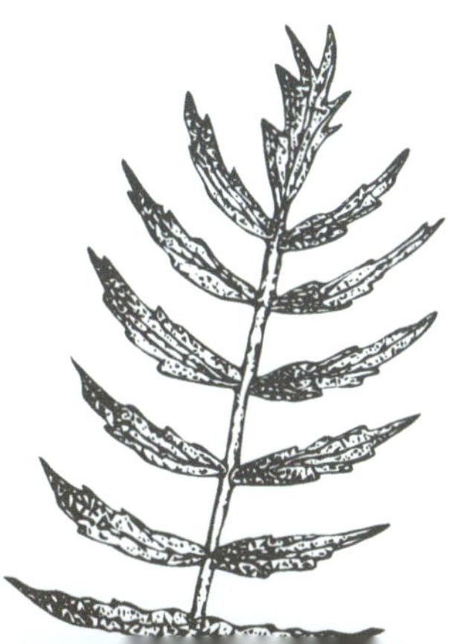

5. Heilsame Bäume und Sträucher

In der Naturheilkunde spielen verschiedene Bäume und Sträucher aufgrund ihrer heilsamen Eigenschaften eine bedeutende Rolle. Ich habe darunter einige Lieblinge, die ich besonders gern in der Hausapotheke nutze. In diesem Kapitel stelle ich ihre Besonderheiten, Heilwirkungen und Anwendungsarten vor.

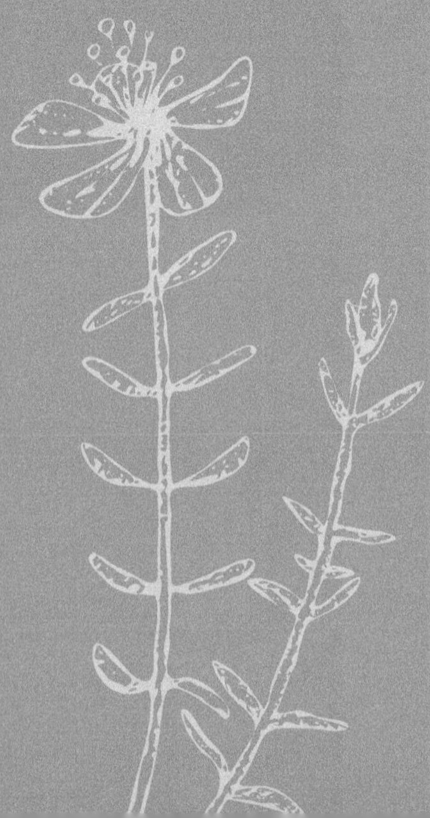

Birke

Betula pendula / Betula pubescens

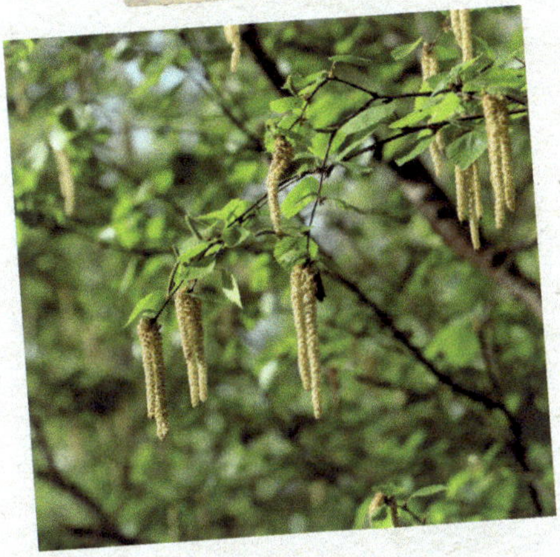

STECKBRIEF

- Standorte: Wälder, Moore
- Ernte: Blätter im Frühjahr und Sommer
- Besonderheiten: wirkt wundheilend, harntreibend, blutreinigend; bei Blasen- und Nierenerkrankungen; Hautunreinheiten und Haarausfall

Die Birke ist nicht nur eine vielseitig nutzbare Heilpflanze, sondern hat auch eine lange Tradition und eine große kulturelle Bedeutung. Sie spielte als einer der Weltenbäume eine wichtige Rolle im Schamanismus und gilt heute noch als Symbol des Frühlings, des Neubeginns und der Fruchtbarkeit. In vielen Dörfern ist die Birke als Maibaum bis heute ein zentrales Element des Frühlingsfestes.

Bei uns sind verschiedene Birkenarten heimisch, wobei alle die gleichen heilenden Eigenschaften besitzen. Dazu zählen unter anderem die Hänge-Birke (Betula pendula) und die Moor-Birke (Betula pubescens). Sie werden in der Medizin für ihre heilenden Eigenschaften geschätzt. Die Blätter können frisch oder getrocknet für Tee verwendet werden, der besonders bei **Blasenentzündungen** hilfreich ist. Die Birke wird auch Nierenbaum genannt, da sie auch bei **Nierenleiden** hilfreich sein kann.

Sie wirkt **harntreibend, reinigend, wundheilend und antiseptisch**. Zudem stärken ihre wirksamen Inhaltsstoffe das Immunsystem.

Ein weiterer Vorteil der Birke ist, dass sie, im Gegensatz zu vielen anderen entwässernden Substanzen, Mineralien und Spurenelemente im Körper lässt. Die blutreinigenden Eigenschaften der Birke helfen, **Giftstoffe aus dem Blutkreislauf zu entfernen**, was insbesondere bei **entzündlichen Erkrankungen wie Rheuma und Gicht** nützlich ist. Zudem wirkt Birkenblättertee für eine **verbesserte Blutzirkulation**. Das **fördert Haarwachstum** und kann somit **Haarausfall entgegenwirken**. Die Birke ist auch ein bekanntes Mittel gegen **Hautunreinheiten, Hauterkrankungen und Verletzungen**. Tee aus Birkenblättern kann dabei innerlich als auch äußerlich angewendet werden. Für die Behandlung der Haut und Kopfhaut kann der Tee stärker zubereitet und dann abgekühlt als Umschlag oder Haarspülung verwendet werden.

Als Frühjahrskur ist die Birke auch im Vitalwasser besonders geeignet, da sie **entgiftend** wirkt. Tee aus Birkenblättern ist bei **Erkältungen** hilfreich, da er **viel Vitamin C enthält und heilende Eigenschaften** hat. Die Blätter sollten am besten vom Boden aufgesammelt oder vorsichtig vom Baum gepflückt werden, ohne Äste abzuschneiden. Sie können frisch verwendet oder schonend getrocknet werden. Vom Abzapfen des Birkensaftes bin ich keine Unterstützerin, da dies den Baum schädigen kann und Pilzbefall fördert.

In diesem Video gibt es weitere Legenden und Informationen zur Birke:

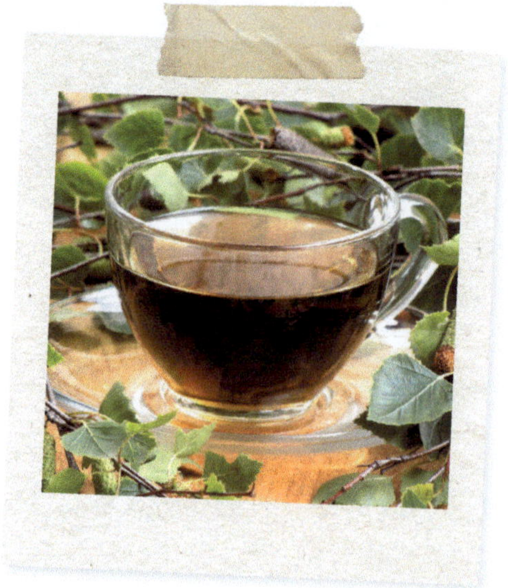

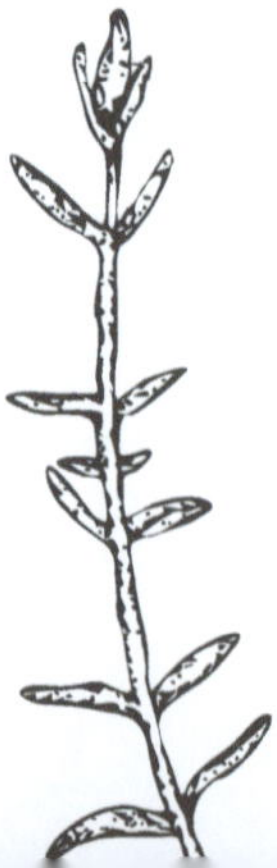

Schwarzer Holunder

Sambucus nigra

STECKBRIEF

- Standorte: Waldränder, Hecken, Gärten
- Ernte: Blüten im Mai und Juni, Beeren von August bis Oktober
- Besonderheiten: wirkt fiebersenkend, blutreinigend und krampflösend; bei Erkältung, Husten und zur Stärkung des Immunsystems

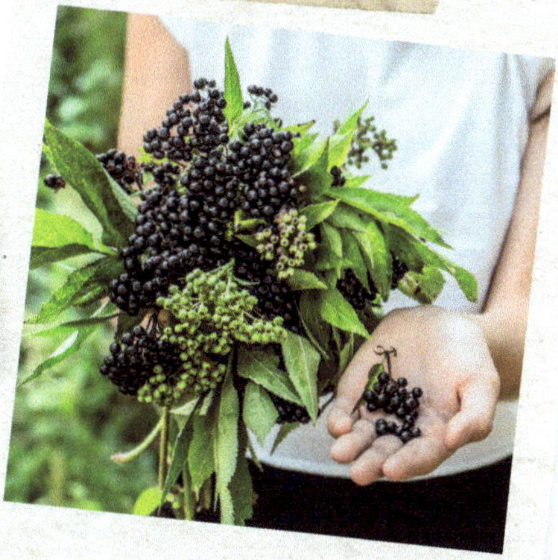

Der Holunder, auch als „Sambucus nigra" oder Schwarzer Holunder bekannt, ist ein Strauch oder kleiner Baum, der in vielen Teilen Europas heimisch ist. Er wurde in der Vergangenheit für verschiedene praktische Anwendungen genutzt, zum Beispiel als Färbemittel oder zur Herstellung von Musikinstrumenten. Holunder wird in vielen Teilen Europas traditionell als Schutzbaum für Haus und Hof gepflanzt und ist daher auch bei uns in besiedelten Gebieten häufig zu finden.
Es gibt zahlreiche Mythen und Legenden, die sich um den Holunder ranken. So heißt ein alter Spruch: „Willst aus dem Leben scheiden, tue den Holunder schneiden."

In der Literatur ist er prominent vertreten, beispielsweise in den Harry Potter Büchern, wo der mächtige „Elderstab" aus Holunderholz gefertigt wurde. Holunder ist eine Pflanze mit einer reichen kulturellen Geschichte und eine wertvolle Heilpflanze mit einer Vielzahl von Anwendungen.

Die Blüten des Holunders können im späten Frühling und frühen Sommer geerntet werden, während die Beeren im Herbst schwarz ausreifen.

Der Tee aus den Blüten des Holunders ist bekannt für seine **fiebersenkenden, blutreinigenden und krampflösenden Eigenschaften**. Daher können wir ihn besonders gut bei **Erkältungen, Fieber, Husten und zur allgemeinen Stärkung des Immunsystems** verwenden. Die hellen Blüten sind auch **bei Rheuma und Gicht wirksam**, denn sie **fördern die Verdauung und reinigen das Blut**, wodurch sie den Stoffwechsel positiv beeinflussen und die Beschwerden lindern.

Frische Holunderblüten können wir im Sommer gut für Vitalwasser nutzen. Die hübschen Blüten des Holunders sind nicht nur gesund, sondern sie verleihen unserem Erfrischungsgetränk ein besonders leckeres, süßliches Aroma. Ganze Blütendolden können wir in Teig ausbacken und als leckeres Dessert verwenden. Auch Sirup und Limonade lassen sich aus Holunderblüten selbst herstellen. Ich trockne sie am liebsten für meinen Teevorrat und nutze sie gern in verschiedenen Teemischungen.

Die Beeren des Holunders sind **reich an Vitaminen und Antioxidantien** und können gekocht zu Saft, Suppe, Marmelade oder Gelee verarbeitet werden. Es ist jedoch wichtig zu beachten, dass die Beeren ausgereift und nicht mehr grün sein müssen. Sie sind roh giftig und sollten daher vor dem Verzehr immer gekocht werden. Auch für Tee können wir frische oder getrocknete Holunderbeeren nutzen. Man gießt sie mit kochendem Wasser auf und lässt sie mindestens zehn Minuten zugedeckt ziehen.

So können die wertvollen Inhaltsstoffe unser Abwehrsystem vor der kalten Jahreszeit stärken.

Mehr Bilder vom und Interessantes zum Holunder gibt es in diesem Video:

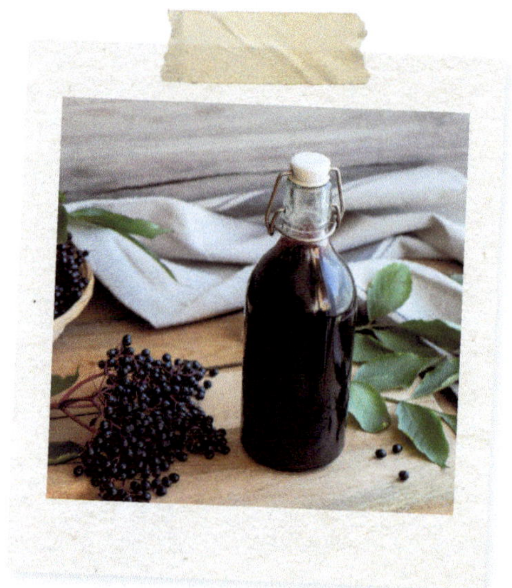

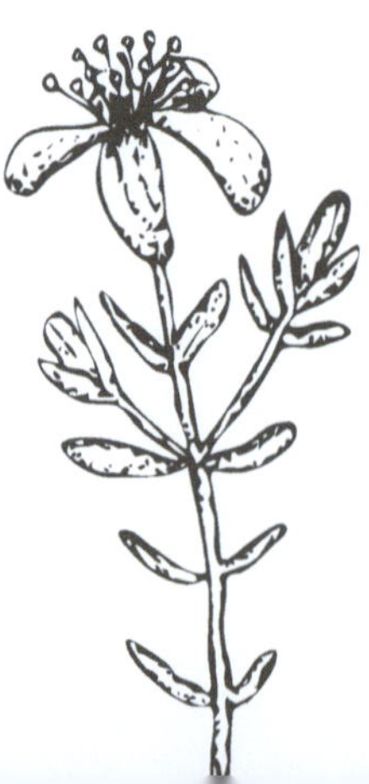

Linde

Tilia platyphyllos / Tilia cordata

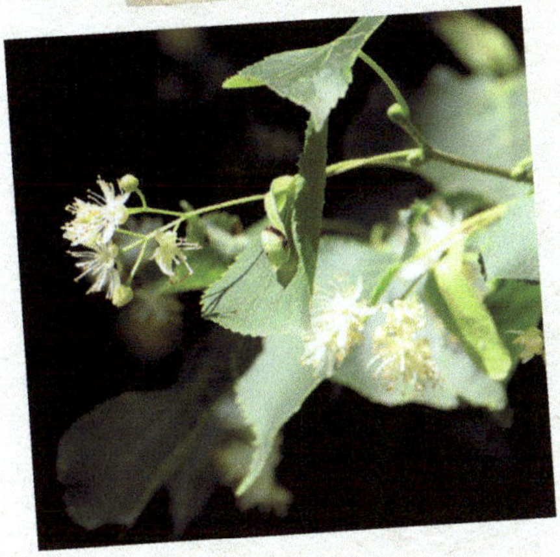

STECKBRIEF

- Standorte: Stadtparks, Alleen, Wälder, Dorfplätze
- Ernte: Blüten im Juni und Juli, Blätter im Frühjahr und Sommer
- Besonderheiten: wirkt entzündungshemmend, antibakteriell und schleimlösend; bei Erkältungen, Fieber, Husten und Bronchitis

Die Linde ist nicht nur ein majestätischer Baum, der in vielen Teilen Europas heimisch ist, sondern hat auch eine tiefe kulturelle Bedeutung und zahlreiche praktische Anwendungen. In vielen Teilen Europas ist die Linde ein Symbol für Heimat und kulturelle Identität. Man findet sie auf Wappen, in Logos und sogar in Sagen und Liedern, wo sie oft mit Freude, Glück, Liebe, Frieden und Gerechtigkeit in Verbindung gebracht wird. In der Vergangenheit wurden Lindenbäume oft im Zentrum von Dörfern gepflanzt, wo sie als Gerichtsbäume dienten oder den Dorfmittelpunkt markierten. Die beiden heimischen Arten sind die Winterlinde (Tilia cordata) und die Sommerlinde (Tilia platyphyllos). Sie unterscheiden sich hauptsächlich in der Größe und Form ihrer Blätter, jedoch besitzen beide Arten vergleichbare Heilwirkungen, da sie nahezu identische Inhaltsstoffe haben.

Die Blüten, die im Juni und Juli geerntet werden können, werden seit Jahrhunderten als heilsames Mittel gegen eine Vielzahl von Beschwerden geschätzt. Lindenblütentee ist bekannt für seine **entzündungshemmenden, antibakteriellen und schleimlösenden Eigenschaften**, weshalb er besonders bei **Erkältungen, Fieber, Husten und Bronchitis** empfohlen wird. Er kann auch äußerlich als Umschlag angewendet werden, um die Haut zu pflegen und gereizte Stellen zu beruhigen.

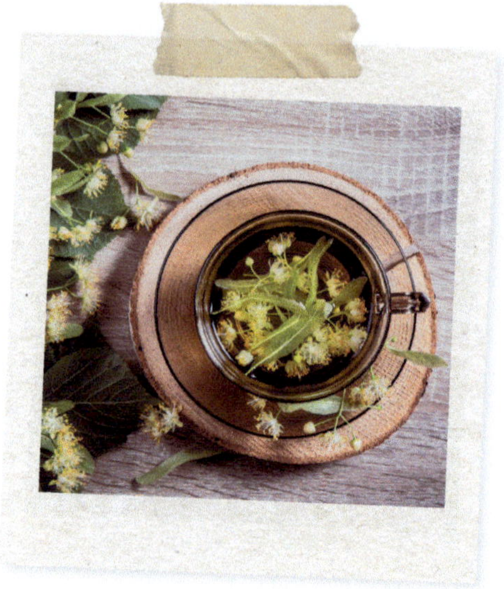

Für Lindenblütentee sammelt man die Blüten mit dem Hochblatt während der Blütezeit im Sommer. Die jungen Knospen und Blätter der Linde sind essbar und können frisch in Salaten verwendet oder wie Spinat zubereitet werden. Sie sind eine nahrhafte und leckere Ergänzung zu vielen Gerichten.

WEITERE BILDER VON UND MEHR GESCHICHTEN ZUR LINDE HABE ICH FÜR EUCH IN DIESEM VIDEO ZUSAMMENGESTELLT.

Weißdorn

Crataegus monogyna / Crataegus laevigata

STECKBRIEF

- Standorte: weitverbreitet; in Hecken, an Waldrändern, auf Lichtungen
- Ernte: Blätter und Blüten im Mai und Juni, Beeren im Herbst von September bis Oktober
- Besonderheiten: wirkt herzstärkend und beruhigend; hilfreich bei Herzerkrankungen, Bluthochdruck und nervösen Herzbeschwerden

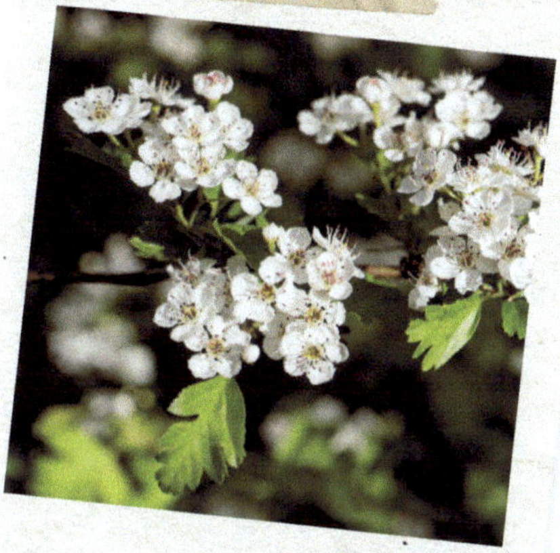

Der Weißdorn ist nicht nur ein Strauch, der wunderschöne Blüten hervorbringt, sondern er hat auch eine lange Geschichte als Heilpflanze. Die Menschen haben seine Wirkung seit Jahrhunderten genutzt und ihm eine besondere Bedeutung in verschiedenen Kulturen zugeschrieben. Die heilsamen Eigenschaften der beiden bei uns verbreiteten Arten sind dabei identisch. Diese sind der Eingriffelige Weißdorn (Crataegus monogyna) und der Zweigriffelige Weißdorn (Crataegus laevigata).

Schon in der Antike galt der Weißdorn nicht nur in der medizinischen Anwendung als schützende Pflanze. Er sollte vor bösen Geistern bewahren, und man glaubte, dass Feen in seinem Schutz wohnten. In einigen Teilen Englands gehört er, zusammen mit der Eiche und Esche, sogar zu der sogenannten Baum-Dreifaltigkeit und wurde als ein Ort angesehen, an dem man Feen begegnet. Im Mittelalter geriet der Weißdorn ein wenig in Vergessenheit, tauchte jedoch im 18. und 19. Jahrhundert wieder in den Schriften über Heilkräuter auf.

Heute wissen wir, dass der Weißdorn tatsächlich **herzstärkende Eigenschaften** hat. Er kann sowohl bei zu **niedrigem als auch bei zu hohem Blutdruck** helfen und ist deshalb besonders für Menschen, die unter **Blutdruckschwankungen** leiden, nützlich. Die Bundesärztekammer empfiehlt ihn sogar zur **Behandlung verschiedener Herzleiden**. Der Weißdorn fördert die Durchblutung rund um das Herz und kann so Herzinfarkten vorbeugen. Er hat eine beruhigende Wirkung auf das Herz und kann als Tee getrunken zum Beispiel bei **Herzschmerzen oder Liebeskummer** helfen.

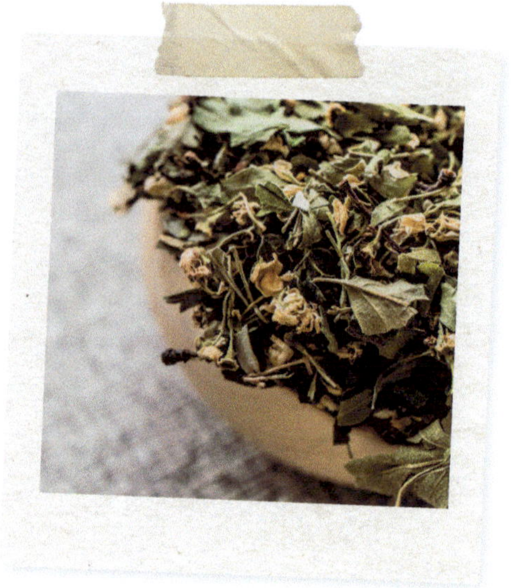

Man kann den Weißdorn als Tinktur ansetzen oder als Tee verwenden, indem man die Blüten und Blätter sammelt und sie frisch oder getrocknet aufgießt. Auch die Früchte können verwendet werden. Es ist jedoch ratsam, sie vor dem Aufgießen leicht zu zerstoßen, um die Wirkstoffe besser freizusetzen.

IN DIESEM VIDEO SEHT IHR WEITERE BILDER UND ERFAHRT NOCH MEHR WISSENSWERTES ZUM WEISSDORN.

Gemeine Fichte

Picea abies

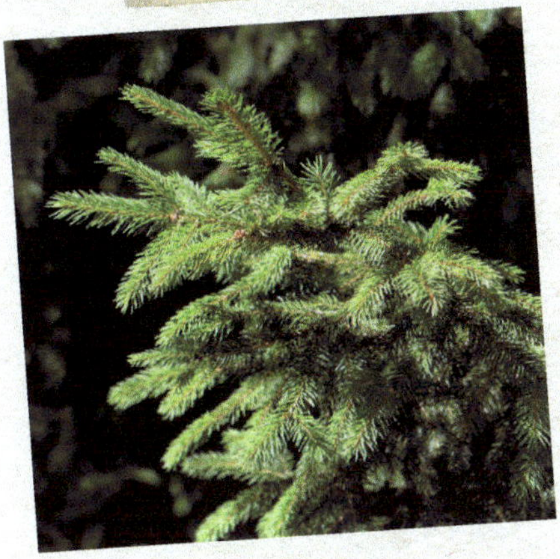

STECKBRIEF

- Standorte: Wälder
- Ernte: Nadeln ganzjährig, junge Triebe im Frühjahr
- Besonderheiten: wirkt antiseptisch, entzündungshemmend, schleimlösend; bei Atemwegserkrankungen, Muskel- und Gelenkschmerzen

Die Gemeine Fichte, auch bekannt als Rotfichte, ist ein immergrüner Nadelbaum, der in vielen Teilen Europas heimisch ist. Sie hat eine tiefe kulturelle Bedeutung, da sie in der Vorweihnachtszeit als Weihnachtsbaum geschmückt in unseren Häusern zu finden ist. Aber die Gemeine Fichte ist nicht nur ein Symbol der Weihnachtszeit, sondern auch eine wertvolle Heilpflanze mit einer Vielzahl von traditionellen Anwendungen. Das desinfizierende Harz der Fichte wird traditionell zur Herstellung von Salben und Balsamen verwendet und auch die Nadeln und jungen Triebe der Fichte werden in der Naturheilkunde in besonderem Maße geschätzt.

Die Nadeln der Fichte sind **reich an Vitamin C, ätherischen Ölen und anderen wertvollen Inhaltsstoffen**. Sie haben **antiseptische, entzündungshemmende und schleimlösende Eigenschaften**, weshalb sie besonders bei **Atemwegserkrankungen**, aber auch bei **Muskel- und Gelenkschmerzen** Abhilfe schaffen können.

Fichtenzweige können wir das ganze Jahr über finden und frisch für Tee nutzen. Fichtennadeltee wirkt lindernd bei **Erkältungen, Husten und Bronchitis und befreit die Atemwege**. Er kann auch äußerlich als Umschlag angewendet werden, um **Schmerzen und Entzündungen** zu behandeln. Die jungen Triebe der Fichte, die im Frühjahr geerntet werden können, sind ebenfalls eine hervorragende Zutat für Tee und Sirup.

Maiwipfelsirup wird im Frühsommer aus den hellgrünen, jungen Trieben der Fichte hergestellt und ist ein beliebtes Hausmittel. Der Sirup hat einen angenehm harzigen Geschmack und wird traditionell zur **Linderung von Husten und Erkältungsbeschwerden** verwendet. Die jungen Fichtentriebe enthalten viele gesunde Inhaltsstoffe, die **entzündungshemmend und antibakteriell** wirken. Ein Löffel Maiwipfelsirup pur oder im Kräutertee kann schon helfen, das **Immunsystem zu stärken und Erkältungssymptome zu lindern**.

Die ätherischen Öle der Fichtennadeln haben nicht nur eine heilende Wirkung, sondern auch einen sehr angenehmen, frischen und waldigen Duft. Dieser Duft hat eine **beruhigende und entspannende Wirkung** auf den Geist, weshalb Fichtennadelöl gerne in Badezusätzen verwendet wird. Zudem haben die Inhaltsstoffe der Fichtennadeln eine **durchblutungsfördernde Wirkung**, was nach einem langen Tag oder nach körperlicher Anstrengung besonders wohltuend sein kann.

Ein Bad mit Fichtennadelzusatz kann dabei helfen, **Verspannungen zu lösen und das allgemeine Wohlbefinden zu steigern**.

Auch das Harz von Nadelbäumen, wie der Fichte, kann als heilsames Mittel genutzt werden, zum Beispiel für die Zubereitung von Heilsalben.

Mehr zur Fichte und ihren Anwendungsmöglichkeiten zeige ich euch in diesem Video:

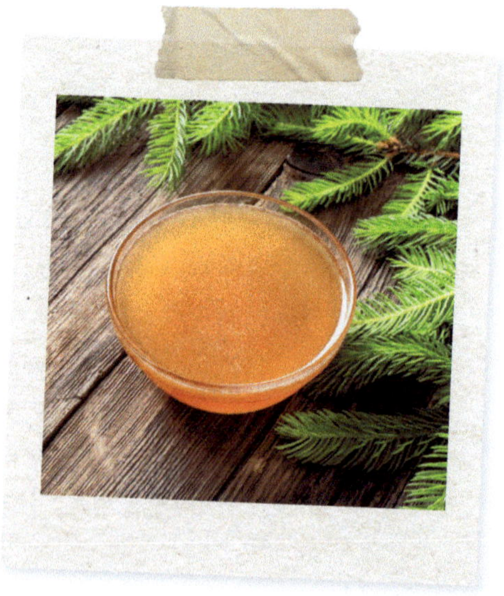

6. Heilpflanzen und Aromakräuter

FÜR TOPF UND GARTEN

Aromatische Kräuter sind eine wertvolle Bereicherung für unsere Ernährung. Sie verleihen unserer Küche das gewisse Etwas, das den Unterschied zwischen einer einfachen Mahlzeit und einem kulinarischen Genuss ausmachen kann. Dabei sind sie nicht nur lecker, sondern auch äußerst gesund und nährstoffreich: Sie enthalten eine Vielzahl von Vitaminen, Mineralstoffen und Spurenelementen, die essenziell für unseren Körper sind, sich positiv auf unsere Verdauung und den Stoffwechsel auswirken und bei verschiedenen Beschwerden Linderung verschaffen. Der Anblick ihrer frischen grünen Blätter, ihr Duft und der Geschmack ihrer intensiven Aromen können uns in eine andere Welt entführen und uns das Gefühl geben, überall in der Natur zu sein.

In diesem Kapitel stelle ich euch eine Auswahl heilsamer Kräuter vor, die man in Topf und Beet selbst anbauen kann. Viele der Kräuter und Heilpflanzen sind im Handel als Saatgut oder Jungpflanzen erhältlich. Außerdem ist es möglich, die Samen verblühter Pflanzen selbst aufzufangen und zum Anbau zu nutzen. Manche Kräuter können auch problemlos über Stecklinge vermehrt werden.

EINEN EINBLICK IN MEINE TOPF- UND GARTENKRÄUTER ERHALTET IHR IN DIESEM VIDEO.

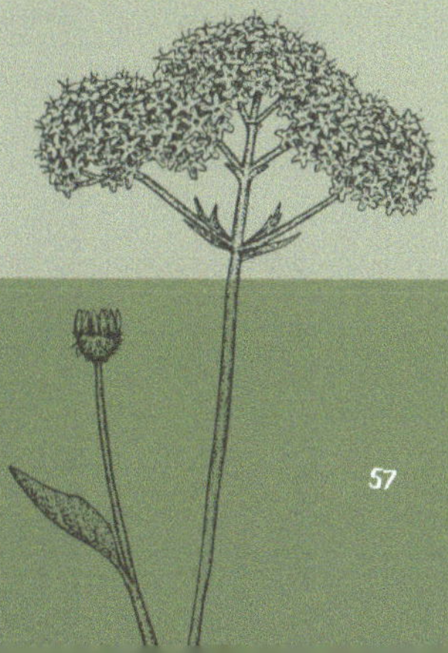

Basilikum

Ocimum basilicum
(GENOVESER, GRIECHISCHER, INDISCHER)

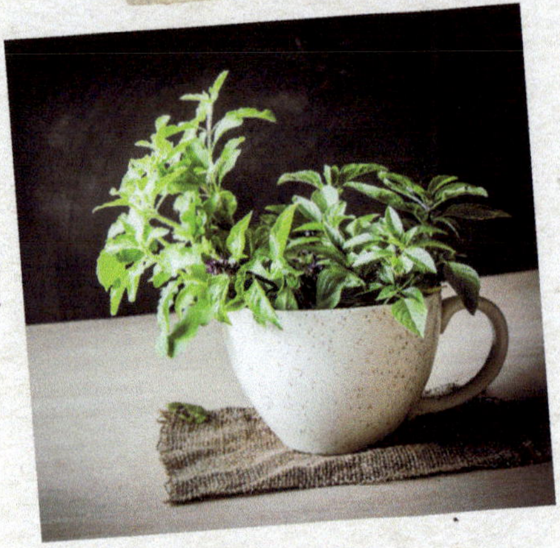

STECKBRIEF

- Standorte: lockere, gut durchlässige Erde; sonnig bis halbschattiger Standort; regelmäßig gießen, Staunässe vermeiden
- Ernte: Blätter und Triebspitzen vor der Blüte
- Besonderheiten: wirkt verdauungsfördernd, entzündungshemmend und beruhigend

Basilikum wird gern in der mediterranen Küche als Würzmittel verwendet. Er entfaltet dabei beachtliche Wirkungen, die ihn zu einem vielseitigen Heilmittel machen. Abgesehen von seinem tollen Geschmack ist Basilikum ein Nährstoffkraftwerk. Die Pflanze enthält unter anderem Vitamin K, was gut für die Blutgerinnung und Knochengesundheit ist. Vitamin A und C unterstützen das Immunsystem und wichtige Mineralien, wie Calcium und Magnesium, sorgen für starke Knochen und Muskeln.

Für mehr Vitalität können wir uns regelmäßig etwas Basilikum frisch auf unsere Speisen geben. Wir sollten ihn dabei in Gewürzdosis nutzen und nicht kiloweise zu uns nehmen.

Die Blätter des Basilikums helfen bei Verdauungsproblemen wie Magenbeschwerden, Blähungen und Verdauungsstörungen.

IN DIESEM VIDEO FASSE ICH WICHTIGE INFORMATIONEN ZUM BASILIKUM ZUSAMMEN UND IHR SEHT, WIE ER BEI MIR IM GARTEN WÄCHST.

Die ätherischen Basilikumöle, insbesondere Eugenol, wirken stark **entzündungshemmend**, weshalb er auch bei **Erkrankungen wie Arthritis sowie Magen- und Darmentzündungen** hilft.

Er trägt als Tee getrunken bei **Erkältungen, Husten und Bronchitis** dazu bei, **die Atemwege zu beruhigen und die Atmung zu erleichtern**. Zudem hilft er bei **Menstruationsbeschwerden, wie Krämpfen und Schmerzen**. Es gibt sogar Hinweise darauf, dass Basilikum eine **regulierende Wirkung auf den Blutzuckerspiegel** hat, was besonders für Menschen mit **Diabetes** interessant ist.

Basilikum wird gern in der Aromatherapie verwendet, um **die Stimmung zu verbessern und die Entspannung zu fördern**. Ein Basilikumtee ist bei **Stress und leichten Angstzuständen** geeignet. Seine Inhaltsstoffe tragen auch dazu bei, das Risiko von **Herz-Kreislauf-Erkrankungen** zu verringern, indem sie Entzündungen im Körper reduzieren.

Auch für äußerliche Anwendungen können wir Basilikum nutzen. Neben **Akne und Ekzemen** wirkt Basilikum auch bei anderen Hautproblemen, wie **Insektenstichen, Hautirritationen und Juckreiz**. Hierbei eignet es sich, frische Blätter zu zerdrücken, abgekühlten Tee als Umschlag zu nutzen oder Basilikumöl oder -salbe auf der betroffenen Stelle anzuwenden.

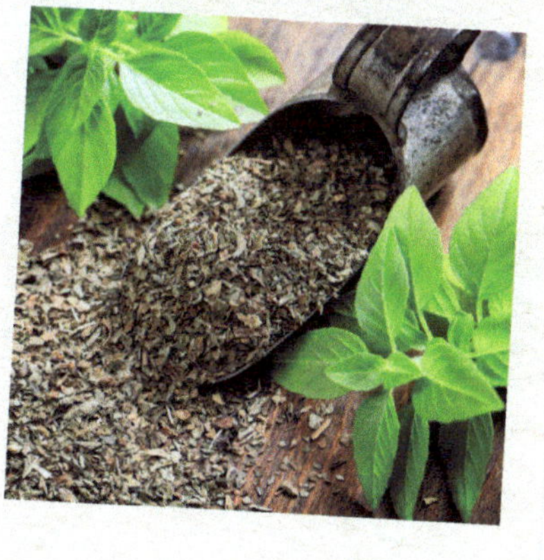

Bohnenkraut

Satureja

Bohnenkraut hat seinen Ursprung, trotz seines irreführenden Namens, nicht im Blattgrün der Bohnenpflanze, sondern ist eine eigenständige Pflanze. Dennoch harmoniert es hervorragend mit Bohnen als geschätzter Begleiter im Beet, wo sich die Pflanzen in einer Mischkultur gepflanzt gegenseitig unterstützen. Aber auch als köstliche Zutat auf unserem Teller sind sie ein gutes Team.

Wie Rosmarin und Thymian zählt Bohnenkraut zu den Kräutern der Provence und ist eine Hauptzutat in zahlreichen mediterranen Gewürzmischungen. Es fällt in die Kategorie der Lippenblütler und ist ein intensives Aromakraut.

Bereits in der römischen Antike und im Mittelalter wurde Bohnenkraut als Heilpflanze kultiviert und in Klostergärten gepflegt. Es besitzt eine angenehme Würze und eine dezente Schärfe, wodurch es sich ideal als Pfefferersatz eignet. Es wird auch als „Pfefferkraut" bezeichnet.

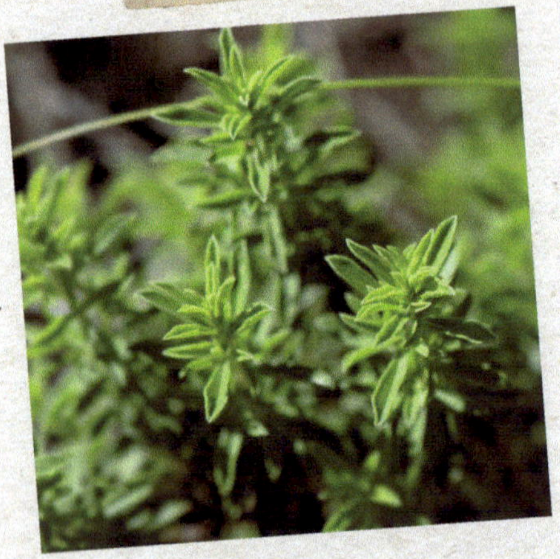

STECKBRIEF

- Sorten: Sommer- und Winterbohnenkraut (Satureja-Arten)
- Standorte: sonniger Standort; durchlässige, kalkhaltige Erde; mäßig gießen
- Ernte: Blätter vor der Blüte im Sommer
- Besonderheiten: verdauungsfördernd, aromatisch; ideal für Bohnengerichte, Suppen und Eintöpfe

Bohnenkraut wirkt **verdauungsfördernd und beruhigend** auf den Magen. Es hilft bei **Blähungen, Völlegefühl** und sogar bei **Magenkrämpfen**. Daher ist es eine wunderbare Beigabe zu fettigen oder reichhaltigen Speisen.

Darüber hinaus besitzt Bohnenkraut **anregende Eigenschaften**, die dem gefürchteten Mittagstief entgegenwirken können. In der Vergangenheit wurde es sogar als Aphrodisiakum geschätzt, aufgrund seiner **vitalisierenden und durchblutungsfördernden Wirkungen**. Zudem kann es als Teekraut genutzt werden bei **Menstruationskrämpfen, Husten und Bronchitis, da es krampflösend, schleimlösend und entzündungshemmend wirkt**.

Bohnenkrautöl wird aufgrund seiner **entzündungshemmenden Eigenschaften** gerne äußerlich bei **Rheuma und Gicht** angewandt. Auch bei **Hautproblemen und Unreinheiten** kann es eine **reinigende Wirkung** entfalten, sei es als Dampfbad, Salbe, Hautöl, Umschlag oder Badezusatz.

Bei intensiven Aromapflanzen, wie das Bohnenkraut, ist Vorsicht während der Schwangerschaft und bei Allergien geboten.

Bohnenkraut kann frisch oder getrocknet genutzt werden. Es lässt sich auch gut einfrieren. Dabei gibt es das einjährige Sommerbohnenkraut und das mehrjährige und frostharte Winterbohnenkraut.

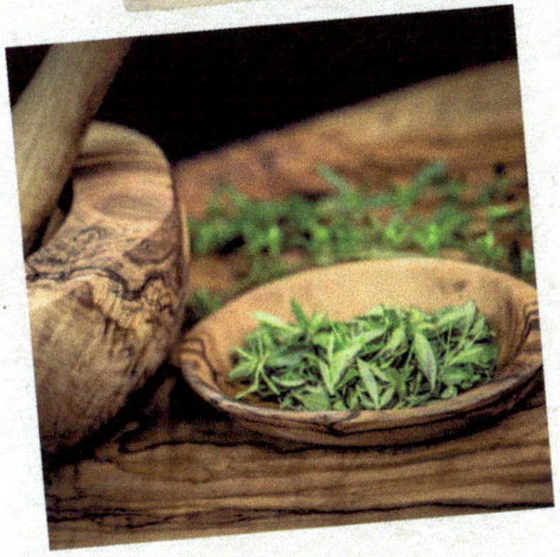

IN DIESEM VIDEO SEHT IHR, WIE DAS BOHNENKRAUT IN MEINEM GARTEN WÄCHST.

Dill

Anethum graveolens

STECKBRIEF

- Sorten: Gewöhnlicher Dill (Anethum graveolens), verschiedene Zuchtformen
- Standorte: sonniger bis halbschattiger Standort; durchlässiger, humusreicher Boden; regelmäßig gießen
- Ernte: Blätter vor der Blüte; Samen, wenn sie sich bräunlich färben
- Besonderheiten: aromatisch, verdauungsfördernd und krampflösend

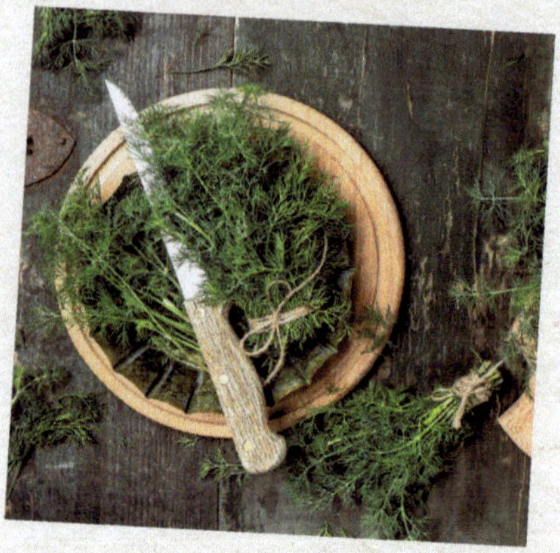

Die historische Verwendung von Dill als Heilpflanze reicht weit zurück. Schon in der Antike wurde Dill für seine wohltuenden Eigenschaften geschätzt und in der Volksmedizin verwendet. Dill wurde als vielseitiges Naturheilmittel genutzt, um Beschwerden des **Verdauungssystems und Atemwegsprobleme** zu lindern sowie die **Hautgesundheit** zu fördern.

Die ätherischen Öle im Dill wirken **schleimlösend und entzündungshemmend**. Ein heißer Dilltee kann **den Hustenreiz lindern und den Schleim** lösen. Das macht Dill zu einem wirksamen Mittel bei **Erkältung und Bronchitis**. Seine **verdauungsfördernden Eigenschaften** können bei **Magenbeschwerden, Blähungen und Völlegefühl** Linderung verschaffen. Als sanfter **Krampflöser** kann Dill auch bei **Magenkrämpfen und Menstruationsbeschwerden** helfen.

WIE MAN DILL ANBAUEN KANN, ZEIGE ICH IN DIESEM VIDEO.

Seine **entzündungshemmenden und antiseptischen Eigenschaften** machen Dill zu einem wertvollen Bestandteil von Hautpflegeprodukten. Ein Dilldampfbad oder die Anwendung von verdünntem Dillöl können bei **Hautunreinheiten, leichten Entzündungen und Juckreiz** helfen.

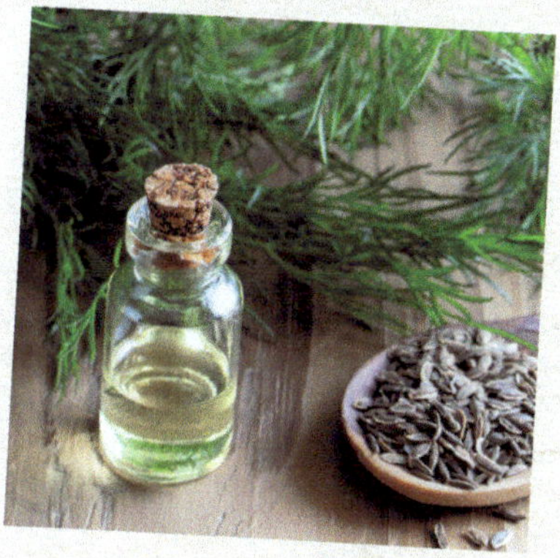

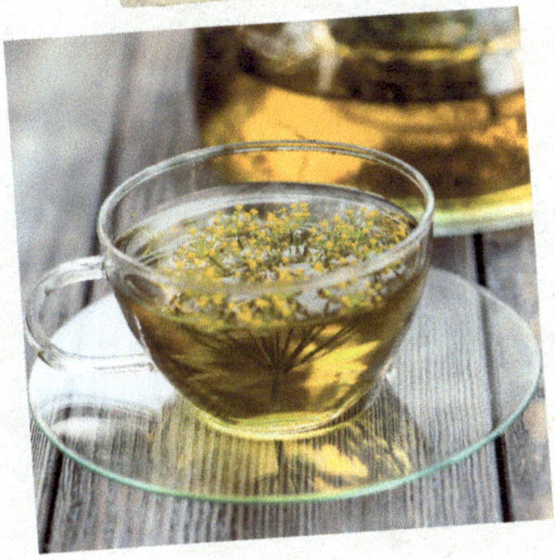

Lavendel

Lavandula angustifolia
(ECHTER LAVENDEL)

Lavendel wurde schon in der antiken griechischen und römischen Kultur für seine vielfältigen Verwendungszwecke geschätzt. Sogar im Mittelalter war Lavendel in europäischen Klostergärten weitverbreitet. Lavendel wurde oft als „allheilende Pflanze" betrachtet und für Räucherungen, Bäder und Kräuterkissen verwendet.

Lavendel ist wohl am bekanntesten für seine **beruhigende Wirkung**. Die ätherischen Öle wirken auf das **Nervensystem** und können bei **Stress, Angstzuständen, Schlaflosigkeit und sogar bei leichten Depressionen** hilfreich sein. In der Aromatherapie wird Lavendel häufig verwendet, um **Entspannung und emotionales Wohlbefinden** zu fördern. Darüber hinaus hat Lavendel auch positive Auswirkungen auf die **Schlafqualität**, weshalb Lavendelkissen und -säckchen oft als **natürliche Einschlafhilfe** genutzt werden. Auch als Teekraut entfaltet Lavendel seine Wirkung bei diesen Beschwerden. Er kann innerlich bei **Verdauungsbeschwerden wie Blähungen, Magenkrämpfen und Übelkeit** helfen.

Seine **entzündungshemmenden und antiseptischen Eigenschaften** machen ihn zu einem wertvollen Mittel gegen **Hautprobleme, wie leichte Verbrennungen, Hautirritationen, Insektenstichen und Akne**. Ein Öl aus Lavendel kann verdünnt auf die betroffenen Stellen aufgetragen werden, um Schmerzen zu lindern und die Heilung zu fördern. So kann eine Massage mit Lavendelöl auch bei **Muskelverspannungen, Kopfschmerzen und sogar bei rheumatischen Beschwerden** Erleichterung bieten.

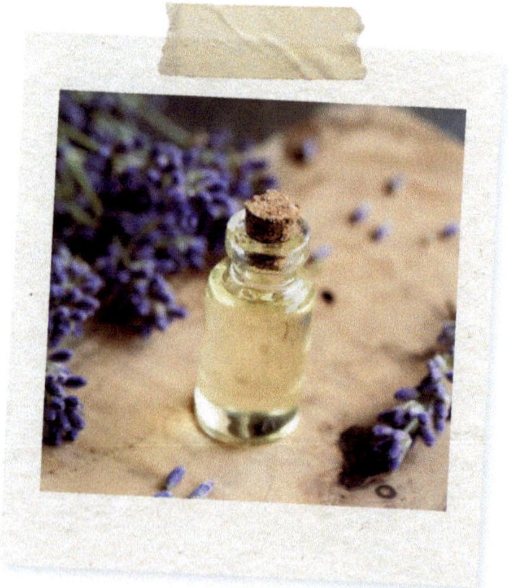

STECKBRIEF

- Standorte: sonniger Standort; durchlässige, trockene Erde; sparsam gießen
- Ernte: Blütenstände kurz vor voller Blüte
- Besonderheiten: entspannend, beruhigend; Verwendung in Duftsäckchen, Potpourris, als Badezusatz oder Tee

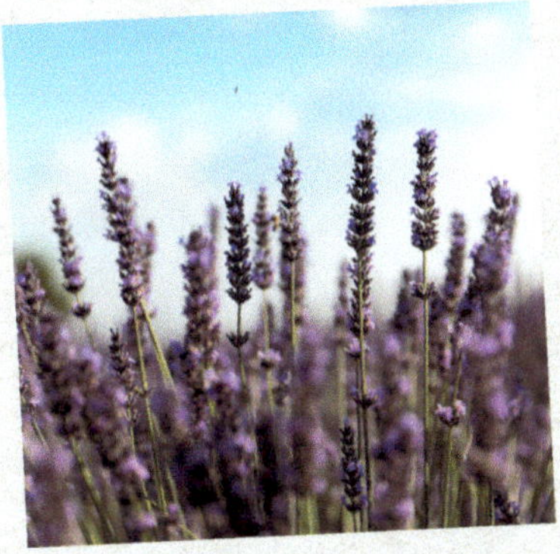

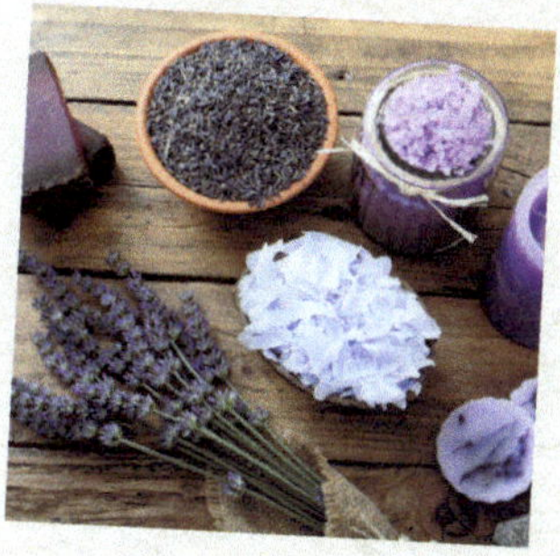

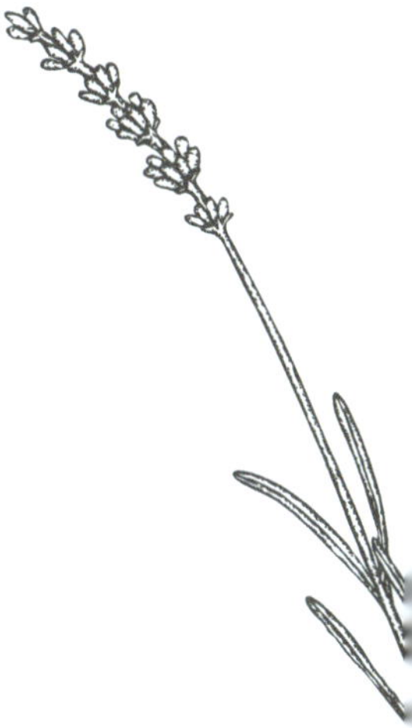

IN DIESEM VIDEO ERFAHRT IHR MEHR ZUM LAVENDEL.

Oregano

Origanum vulgare
(GEWÖHNLICHER OREGANO / ECHTER DOST)

Die Verwendung von Oregano als Heilpflanze reicht bis in die Antike zurück. Schon die alten Griechen und Römer nutzten die Pflanze als Heilmittel gegen verschiedene Beschwerden. Die **antimikrobiellen Eigenschaften** halfen bei der **Behandlung von Infektionen**, während die **entzündungshemmenden Eigenschaften bei Schmerzen und Entzündungen** eingesetzt wurden. Im Mittelalter war Oregano in der Klostermedizin und in Kräutergärten weitverbreitet.

Heutzutage ist Oregano immer noch ein wichtiges Aromakraut in der mediterranen Küche. Seine **entzündungshemmenden Eigenschaften** können bei **Verdauungsbeschwerden wie Blähungen, Krämpfen und Magenproblemen** helfen. Die **antimikrobiellen Eigenschaften** machen Oregano zu einem **natürlichen Antibiotikum**, das bei Infektionen eingesetzt werden kann. Darüber hinaus kann er bei **Husten und Erkältung** Linderung bieten, da er **schleimlösend und entzündungshemmend** wirkt.

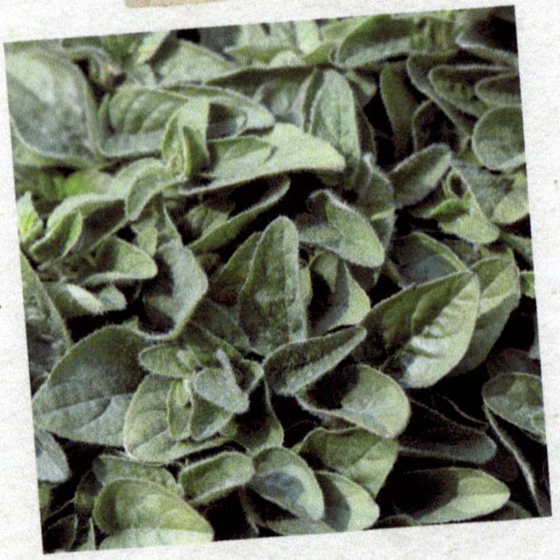

STECKBRIEF

- Standorte: sonnige Standorte; durchlässige, kalkhaltige Erde; mäßig feucht halten
- Ernte: Blätter kurz vor oder während der Blüte im Sommer
- Besonderheiten: aromatisch, antibakteriell, entzündungshemmend; in der mediterranen Küche beliebt; als Tee und zum Würzen von Speisen

OB ALS GEWÜRZKRAUT, TEE, TINKTUR ODER ÄTHERISCHES ÖL – OREGANO KANN AUF VERSCHIEDENE ARTEN VERWENDET WERDEN, UM DIE GESUNDHEIT ZU FÖRDERN.

IN DIESEM VIDEO ERFAHRT IHR MEHR ZUM OREGANO.

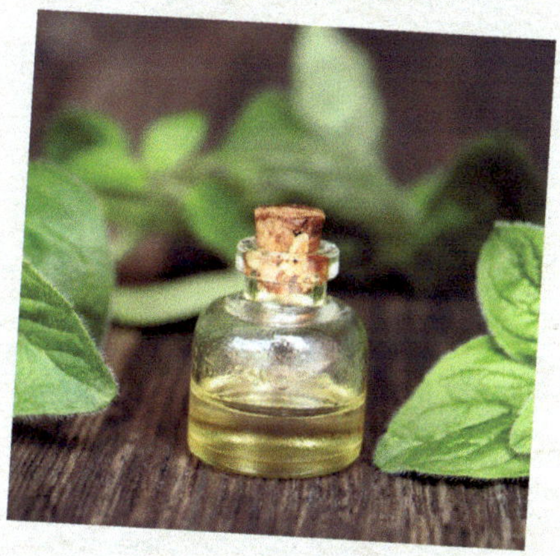

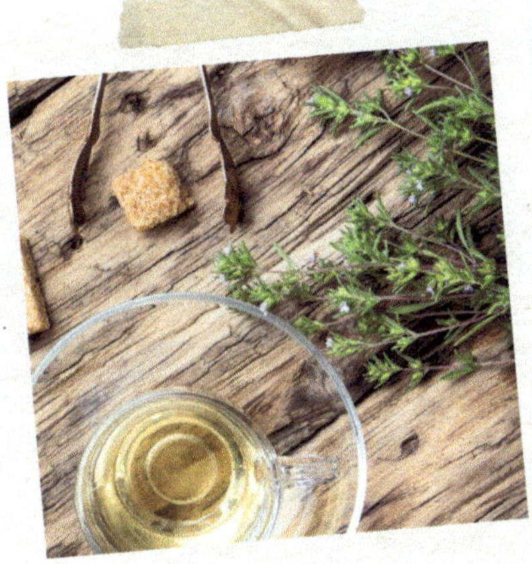

Pfefferminze

Mentha x piperita
(ZUCHTFORM AUS GRÜNER MINZE „MENTHA SPICATA" UND WASSERMINZE „MENTHA AQUATICA")

STECKBRIEF

- Standorte: sonnige bis halbschattige Standorte; feuchte, nährstoffreiche Erde; regelmäßig gießen
- Ernte: Blätter vor und während der Blüte im Sommer
- Besonderheiten: erfrischend, krampflösend; bei Verdauungsbeschwerden, Übelkeit; als Tee, ätherisches Öl und für äußerliche Anwendungen

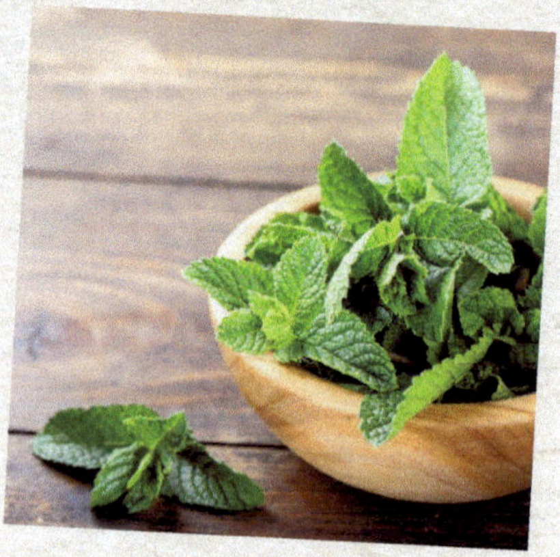

Pfefferminze ist dank ihres belebenden Dufts und erfrischenden Geschmacks ein beliebtes Aromakraut, aber auch eine beeindruckende Heilpflanze. Die charakteristische Frische der Pfefferminze verdankt sie ihrem hohen Gehalt an Menthol. Dieses Öl verleiht der Pflanze nicht nur ihr intensives Aroma, sondern auch ihre vielseitigen medizinischen Wirkungen.

Schon in der Antike war Minze für ihre Heilkraft bekannt. Die Griechen und Römer nutzten sie zur **Verdauungsförderung** und als Heilmittel gegen **Kopfschmerzen**. Im Mittelalter fand Minze Verwendung in der Kräutermedizin zur Behandlung von **Verdauungsbeschwerden, Atemwegsproblemen und zur Förderung der Entspannung**.

MEHR ZUR PFEFFERMINZE ZEIGE ICH IN DIESEM VIDEO.

Heutzutage ist Pfefferminztee noch immer ein sehr beliebtes Heilmittel. Der hohe Gehalt an Menthol verleiht ihr ihre **krampflösende Eigenschaft**, die bei **Darm-Beschwerden, wie Krämpfen und Blähungen**, helfen kann. Pfefferminze wirkt auch **beruhigend auf den Magen und kann Übelkeit lindern**. Zudem kann sie durch ihre ätherischen Öle bei **Atemwegsproblemen wie Husten und Erkältung** dazu beitragen, Schleim zu lösen und die Atemwege zu öffnen.

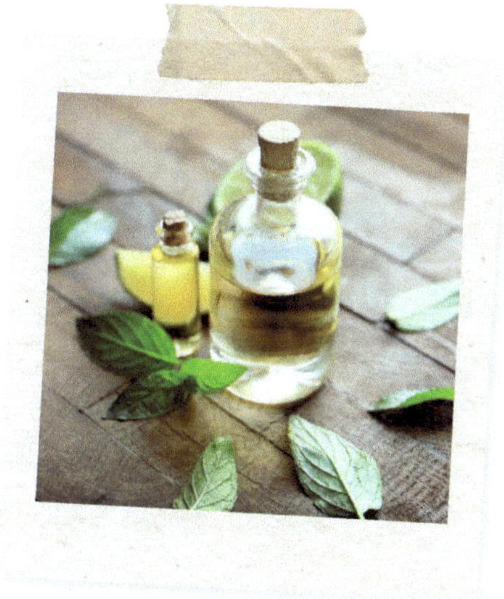

Ihre **beruhigenden, schmerzlindernden und entzündungshemmenden Eigenschaften** machen sie zu einer vielseitigen Unterstützung für die Gesundheit, zum Beispiel als schnelle Hilfe bei **Magenproblemen oder Kopfschmerzen**. Wir können Pfefferminze als Tee, Inhalation oder Öl zum Einreiben nutzen.

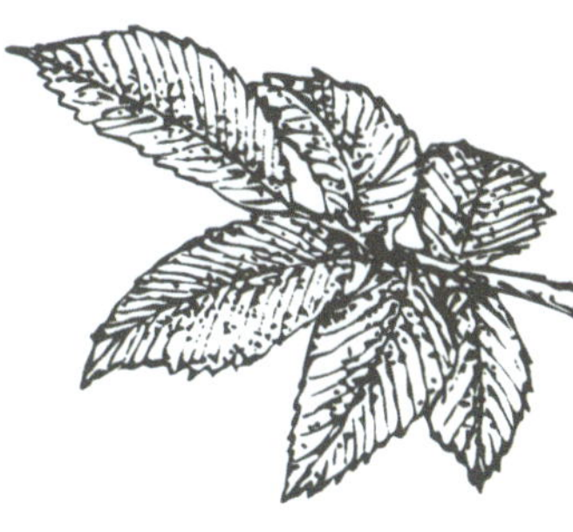

Ringelblume

Calendula officinalis
(VERSCHIEDENE ZUCHTFORMEN)

Die Ringelblume ist nicht nur eine wertvolle Nahrungsquelle für viele Insekten, sondern auch ein wirksames Heilkraut. Schon seit langer Zeit hat sie in der Volksmedizin einen festen Platz. Sie wird für ihre hübschen Blüten geschätzt, aber vor allem aufgrund ihrer **entzündungshemmenden, antibakteriellen und wundheilungsfördernden Eigenschaften**. Die Ringelblume enthält ätherische Öle, Flavonoide und Carotinoide, welche für ihre heilende Wirkung verantwortlich sind.

Bereits in vergangenen Zeiten wurde die Ringelblume als Multitalent unter den Heilkräutern angesehen. Ihre Anwendung reicht von der äußerlichen Behandlung von **Hautproblemen, wie Ekzemen, Hautentzündungen und schlecht heilenden Wunden**, bis hin zur innerlichen Nutzung als Tee bei **Magen-Darm-Beschwerden** und Entzündungen.

Maria Treben rühmte die Ringelblume für ihre positiven Effekte bei **Krampfadern, Warzen, Fußpilz, Muskelzerrungen, Prellungen und Verstauchungen**. Dafür können Umschläge aus Ringelblumentee, Ölauszüge, Tinkturen oder Salben genutzt werden.

So eignet sich die Ringelblume auch zur Behandlung von **Wunden und Narben**, um eine Narbenverhärtung zu vermeiden. Bei offenen Stellen durch Wundliegen ist Ringelblumensalbe ein beliebtes Heilmittel. Die Ringelblume wird auch zur Behandlung von **Hautproblemen, wie Pigmentflecken, Blutschwämmchen oder Altersflecken**, eingesetzt.

Ein Ringelblumentee aus frischen oder getrockneten Blüten wirkt bei **Magen-Darm-Beschwerden, Erkältungen und entzündlichen Erkrankungen**. Schon Hildegard von Bingen nutzte die Ringelblume als Teekraut gegen **Verdauungsstörungen und Vergiftungen**. Die **antibakterielle, desinfizierende und entzündungshemmende Wirkung** der Ringelblume fördert nicht nur die Wundheilung, sondern auch den **Abtransport von Giftstoffen**, was sie vor allem bei **Leber- und Gallenbeschwerden** zu einem wertvollen Heilkraut macht.

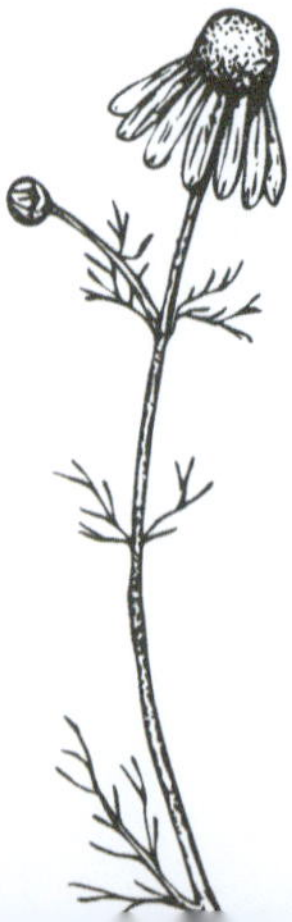

STECKBRIEF

- Standorte: sonnige bis halbschattige Standorte; nährstoffreiche, durchlässige Erde; regelmäßig gießen, Staunässe vermeiden
- Ernte: Blütenblätter während der Blütezeit
- Besonderheiten: entzündungshemmend, wundheilungsfördernd, beruhigend; Anwendung in Salben und Tees

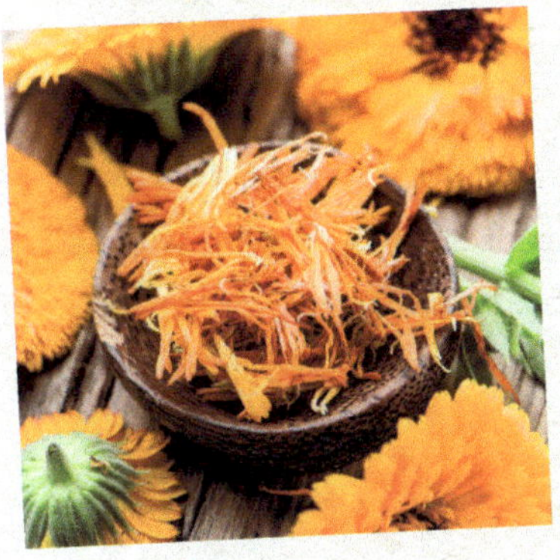

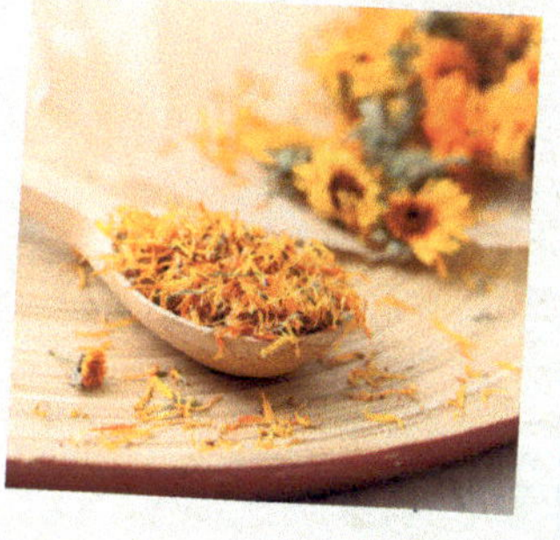

MEHR ZUM ANBAU DER RINGELBLUME ERKLÄRE ICH IN DIESEM VIDEO UND ZEIGE EUCH, WIE SIE IN MEINEM GARTEN WÄCHST.

Rosmarin

Salvia rosmarinus /
Rosmarinus officinalis

Der Rosmarin, mit seinem intensiven und aromatischen Duft, ist zum einen ein geschätztes Küchenkraut und zum anderen ein kraftvolles Heilmittel. Sein Name, der aus dem lateinischen „ros marinus" stammt, bedeutet „Tau des Meeres" und weist auf seinen mediterranen Ursprung hin. Die Pflanze enthält eine Fülle von ätherischen Ölen, Flavonoiden und Antioxidantien, die ihr die heilenden Eigenschaften verleihen.

In der Antike wurde Rosmarin als Gedächtnisstütze geschätzt. Es wurde geglaubt, dass er die Konzentration und das Gedächtnis verbessert, weshalb Studenten oft einen Zweig Rosmarin trugen, wenn sie studierten. Heute wird Rosmarinöl oft in der Aromatherapie verwendet, um die **Konzentration zu steigern und geistige Klarheit** zu fördern.

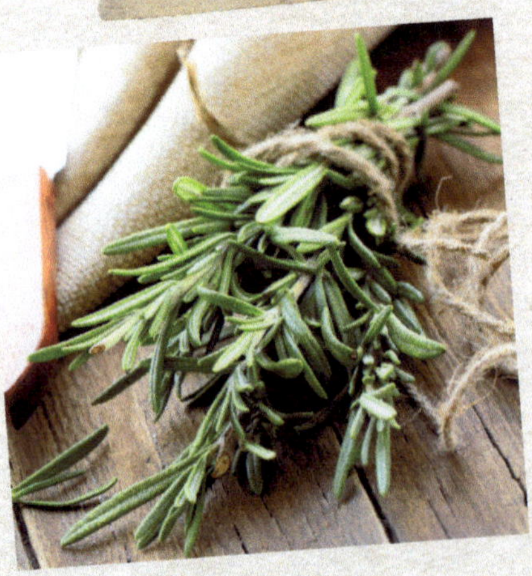

STECKBRIEF

- Standorte: sonnige Standorte; gut durchlässige, leicht kalkhaltige Erde; mäßig gießen, Staunässe vermeiden
- Ernte: junge Triebe und Blätter vor und während der Blütezeit
- Besonderheiten: durchblutungsfördernd, konzentrationsfördernd, verdauungsfördernd; als Tee, ätherisches Öl und für äußerliche Anwendungen

IN DIESEM VIDEO SEHT IHR DEN ROSMARIN IN MEINEM GARTEN UND ERFAHRT, WIE MAN IHN AM BESTEN ANPFLANZT UND EINFACH VERMEHREN KANN.

Rosmarin hat auch eine lange Tradition in der Volksmedizin. Er wird oft als Heilkraut zu Speisen hinzugegeben oder als Tee zubereitet, um **Verdauungsprobleme zu lindern und die Durchblutung zu fördern**. Sein ätherisches Öl wird für Massagen verwendet, um **Muskelverspannungen zu lösen und die Durchblutung anzuregen**. Rosmarin **fördert die Haargesundheit und kann Haarausfall verhindern**. So könnt ihr ihn als Haarpflegeprodukt nutzen und eine Spülung mit Rosmarintee machen. Äußerlich angewendet, kann Rosmarinöl helfen, **Schmerzen bei rheumatischen Beschwerden zu lindern**. Rosmarin hat auch **antiseptische Eigenschaften** und kann gut genutzt werden, um **kleinere Wunden und Schnitte zu desinfizieren**.

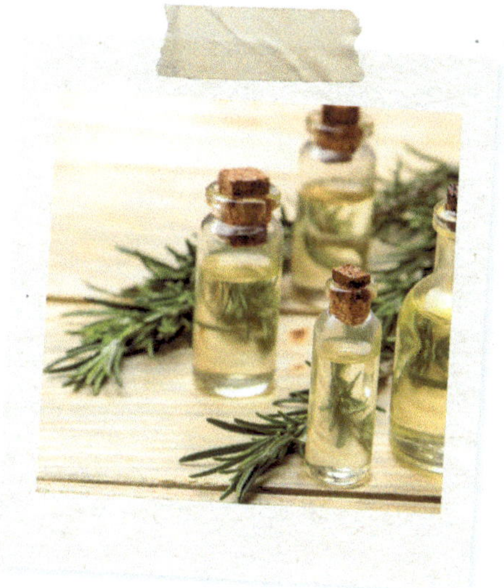

Als würzige Aromapflanze können wir Rosmarin natürlich auch wunderbar in unsere Ernährung integrieren und ihn frisch oder getrocknet sowie als Ölauszug oder Kräuteressig verwenden.

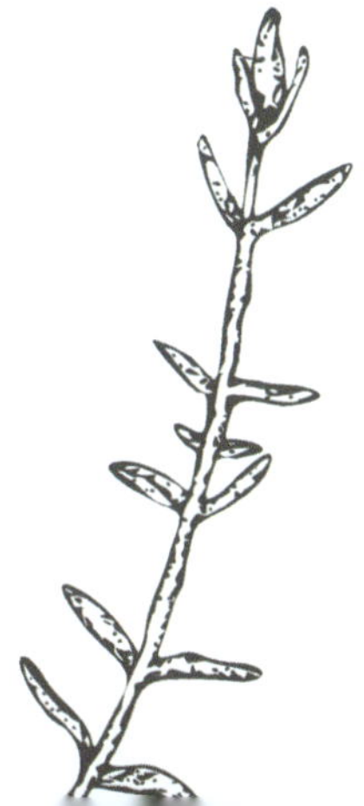

Salbei

Salvia officinalis
(GEMEINER SALBEI / VERSCHIEDENE ZUCHTFORMEN)

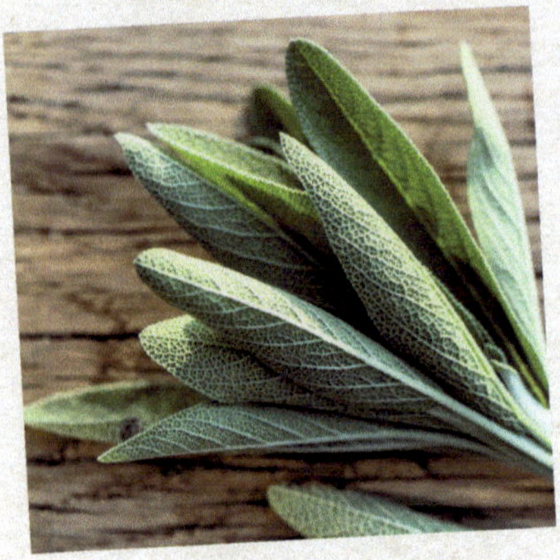

STECKBRIEF

- Standorte: sonnige Standorte; durchlässige, trockene Erde; sparsam gießen, Staunässe vermeiden
- Ernte: Blätter vor der Blüte im Sommer
- Besonderheiten: entzündungshemmend, antibakteriell, verdauungsfördernd; als Würzmittel, Tee und für äußerliche Anwendungen

Der Salbei ist eine unverzichtbare Pflanze in traditionellen Klostergärten und hat sich über die Jahrhunderte auch in unseren Blumentöpfen und auf unseren Balkonen etabliert. Zahlreiche Sinnsprüche unterstreichen die Bedeutung des Salbeis als Heilpflanze. So heißt es: „Warum soll ein Mensch sterben, wenn Salbei im Garten wächst?", oder auch „Hast du Salbei im Garten, müssen die Ärzte warten."

Salbei ist reich an ätherischen Ölen, die antibakterielle und antivirale Eigenschaften haben. Er enthält zudem **entzündungshemmende Säuren und Gerbstoffe**. Die wirksamen Inhaltsstoffe des Salbeis können auf verschiedene Arten genutzt werden, zum Beispiel als Salbeitee. Man kann auch Salbeiöl oder Salbeiessig herstellen. In **Körper- und Zahnpflegeprodukten** findet sich Salbei aus guten Gründen als natürliche Alternative wieder.

Sein lateinischer Name „Salvia officinalis" bedeutet übersetzt „heilender Balsam". Salbei kann frisch oder getrocknet und pur oder in Mischungen als Teekraut genutzt werden. Er stärkt den Körper, das Immunsystem und wurde sogar früher für glücklichen Beischlaf verwendet. Der Salbei hatte auch eine rituelle Bedeutung, etwa als Grabbeigabe zum Schutz der Toten oder in Räucherbündeln gegen negative Einflüsse.

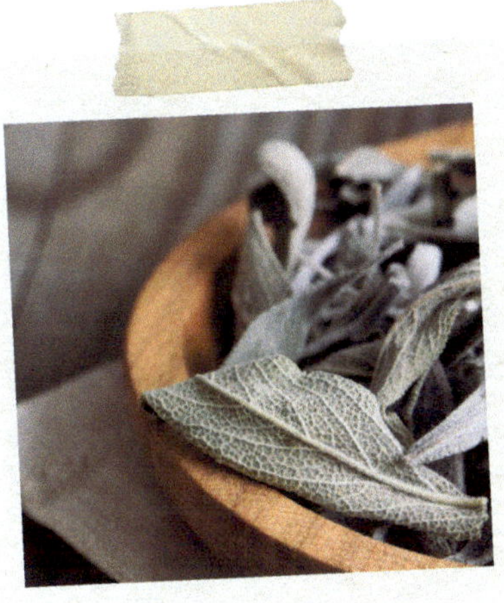

Bei **Atemwegserkrankungen wie Husten, Bronchitis oder Halsentzündungen** kann Salbei als Tee und Inhalation Linderung verschaffen. In der traditionellen Heilkunde wurde er sogar bei Tuberkulose eingesetzt. Der Salbei wirkt wie ein **natürliches Antibiotikum gegen Entzündungen im Mundraum und bei Karies**. Daher wurde Salbei vor der Erfindung der Zahnbürste für die Mundgesundheit genutzt, indem man Salbeiblätter um den Finger wickelte und damit die Zähne putzte. Seine **antibakterielle und pilzhemmende Wirkung** macht ihn zudem bei **Hautentzündungen und Wunden** zu einem beliebten Heilmittel. Hierfür können frische Blätter leicht zerdrückt und auf die betroffene Stelle aufgelegt und als Umschlag, Badezusatz, Ölauszug oder Salbe genutzt werden. Auch auf **hohen Blutdruck** kann Salbei regulierend wirken. Bei **übermäßiger Schweißbildung und Nachtschweiß** ist er in Kombination von äußerlicher und innerlicher Anwendung hilfreich.

IN DIESEM VIDEO FASSE ICH DAS WICHTIGSTE ZUM SALBEI, MIT BILDERN AUS DEM GARTEN UNTERLEGT, ZUSAMMEN.

Thymian

Thymus vulgaris
(VERSCHIEDENE ZUCHTFORMEN)

Über die Jahrhunderte hinweg hat Thymian einen festen Platz in der Kräuterkunde und als Zutat in vielen Gewürzmischungen erlangt. Das Wort „Thymus" kann in „Lebenskraft" übersetzt werden. Er enthält neben dem ätherischen Öl Thymol weitere wirksame Inhaltsstoffe, die den Stoffwechsel anregen, Entzündungen hemmen und die Entgiftung des Körpers fördern.

Da Thymian **Bakterien und Viren bekämpft**, ist er besonders bei **Erkältungen und Atemwegsbeschwerden** hilfreich. So ist er ein bewährtes Mittel bei **Asthma, Bronchitis, Husten und Halsentzündungen** und kann beispielsweise als Tee getrunken werden. Zudem unterstützen die **krampf- und schleimlösenden Eigenschaften** das Abhusten. Auch zur **Linderung von Entzündungen im Mundraum und Magen-Darm-Beschwerden** ist er empfohlen. Durch seine **entgiftende, schmerzlindernde und beruhigende Wirkung** ist Thymian ebenso geeignet bei **Blasenentzündungen, Gicht, Rheuma sowie Menstruations- und Wechseljahrsbeschwerden**. Seine positiven Effekte beschränken sich jedoch nicht nur auf den Körper, denn auch auf die Psyche und den Geist wirkt Thymiantee beruhigend bei **Ängsten, Anspannung und Schlafproblemen**.

Thymian ist winterhart und kann leicht im Garten oder im Topf auf der Fensterbank angebaut werden. Wir können ihn, frisch oder getrocknet, als Würzkraut in der Küche und in vielen Teemischungen verwenden. Auch als Honigauszug oder Tinktur können wir die Inhaltsstoffe des Thymians nutzen. Ihr könnt einen starken Thymiantee auch als Umschlag, Badezusatz und zum Inhalieren verwenden. Ein Ölauszug oder eine Thymiansalbe wirkt bei **Entzündungen der Haut** und kann zum Einreiben der Brust bei **Erkältungen** genutzt werden.

Kurz vor der Blüte erreicht der Thymian die höchste Konzentration an wirksamen Inhaltsstoffen. Wir können Blätter, Blüten und ganze Stängel ernten. Ein regelmäßiger Rückschnitt, ähnlich wie beim Lavendel, sorgt für einen stärkeren und dichteren Wuchs der Pflanze. Anschließend lässt sich der Thymian unkompliziert an der Luft trocknen.

Während der Schwangerschaft ist Vorsicht geboten, da Thymian in größeren Mengen die Wehentätigkeit fördern kann.

STECKBRIEF

- Standorte: sonnige Standorte; durchlässige, trockene Erde; mäßig gießen
- Ernte: ganzjährig möglich; Blätter und Triebspitzen kurz vor der Blüte im Sommer
- Besonderheiten: schleimlösend, entzündungshemmend; bei Atemwegsproblemen und Verdauungsbeschwerden

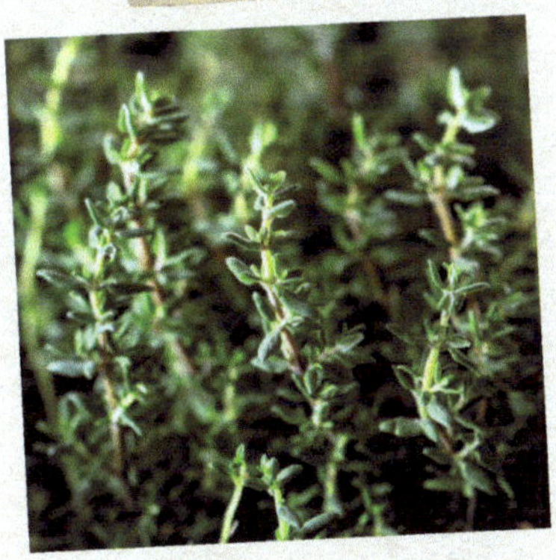

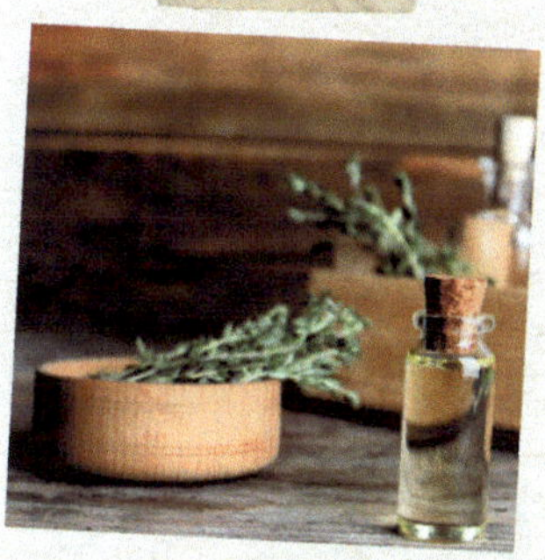

WARUM THYMIAN IN DIE HAUSAPOTHEKE GEHÖRT, FASSE ICH IN DIESEM VIDEO ZUSAMMEN UND IHR SEHT, WIE ER IN MEINEM GARTEN WÄCHST.

Zitronenmelisse

Melissa officinalis

Die Zitronenmelisse ist eine vielseitige Pflanze, die in meinen Teemischungen einen ganz besonderen Platz einnimmt. Die Blätter verströmen einen erfrischenden Zitrusduft, der durch enthaltene Öle, wie Citronellal, erzeugt wird. Sie gehört zu den Lippenblütlern und ist besonders für Bienen eine beliebte Nahrungsquelle. So wurde sie früher gern von Imkern vor die Bienenstöcke gepflanzt. Übrigens bedeutet das Wort „Meli" übersetzt „Honig".

Als Heilpflanze hat die Zitronenmelisse eine lange Geschichte. Ihre **antiseptischen Eigenschaften** sind in Aufzeichnungen vieler Kulturen zu finden. In der Antike galt sie als lindernd für ein großes Spektrum von Beschwerden und wurde beispielsweise für **Erkrankungen des Verdauungssystems oder des Herzens** empfohlen. Im Mittelalter erließ Karl der Große sogar eine Verordnung, die vorschrieb, dass Zitronenmelisse aufgrund ihrer zahlreichen heilenden Wirkungen in jedem Klostergarten Europas angebaut werden soll. In der chinesischen und japanischen Medizin wurden ihre Blätter für **Salben gegen Herpes** verwendet.

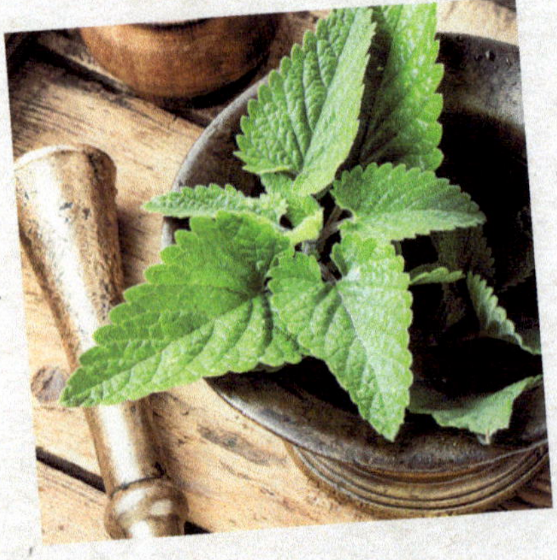

STECKBRIEF

- Standorte: sonnige bis halbschattige Standorte; feuchte, nährstoffreiche Erde; regelmäßig gießen
- Ernte: Blätter vor der Blüte im Sommer
- Besonderheiten: beruhigend, krampflösend; bei Stress, Schlafproblemen und Magen-Darm-Beschwerden

In diesem Video erzähle ich weitere interessante Geschichten und Wissenswertes rund um die Zitronenmelisse.

Wir können die Zitronenmelisse frisch oder getrocknet als Teekraut nutzen. Ich zupfe dabei gern die oberen Triebspitzen oder schneide ganze Stängel ab, um sie zum Trocknen aufzuhängen. Ein Tee mit Zitronenmelisse hilft bei **Verdauungsbeschwerden, wie Krämpfen und Blähungen**. Besonders hervorzuheben ist auch die **beruhigende und stimmungsaufhellende Wirkung bei Stress, Unruhe und Nervosität**. Zudem kann Zitronenmelissentee als **Einschlafhilfe dienen und bei verschiedenen Frauenleiden lindernd wirken**. Bei **Insektenstichen** kann ein frisch zerriebenes Blatt der Melisse auf die betroffene Stelle aufgelegt werden, um **Entzündungen zu vermeiden und den Juckreiz zu lindern**.

Die Zitronenmelisse wird zudem als Mittel bei **Herz- und Kreislaufbeschwerden** geschätzt und kann präventiv wirken, um diesen Problemen vorzubeugen. Ihre ätherischen Öle, der hohe Vitamin C Gehalt und weitere wertvolle Inhaltsstoffe machen die Zitronenmelisse zu einer beliebten Zutat in vielen Teemischungen, beispielsweise bei Maria Treben oder der Familie Storl. Auch frisch im Salat, im Vitalwasser und in Kräuterölen und -essigen verwende ich sie gern, um das natürliche Zitronenaroma in meine Speisen und Getränke zu holen.

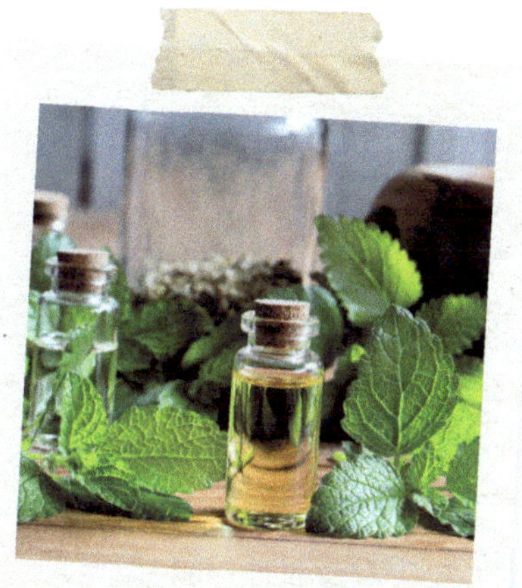

7. Anwendung von Heilpflanzen & Kräutern im Alltag

PRÄVENTIV UND IM AKUTFALL

Diese Grundrezepte könnt ihr nach Belieben variieren und mit verschiedenen Kräutern und Gewürzen ausprobieren. Viel Spaß beim Experimentieren und Genießen!

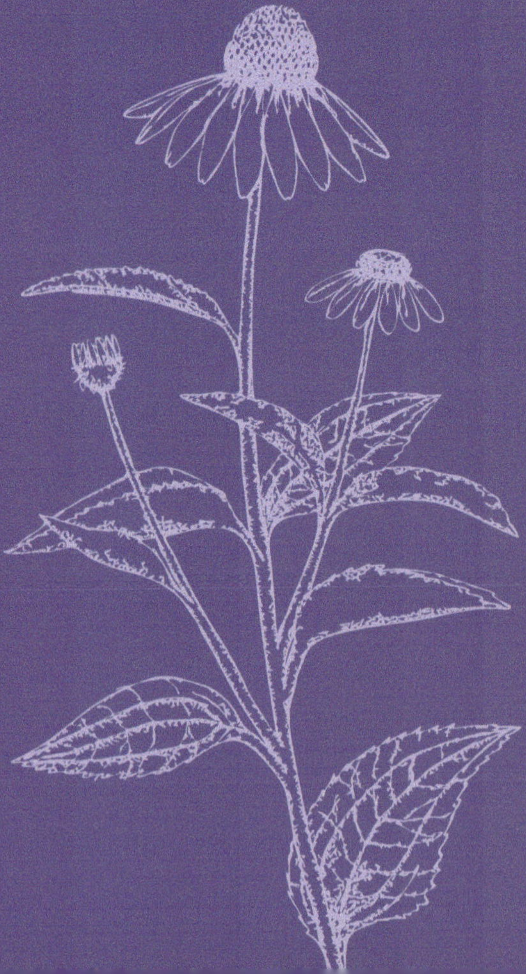

Tee-Ideen rund ums Jahr

Kräutertees bieten uns nicht nur ein aromatisches Erlebnis, sondern können auch therapeutische Eigenschaften haben. Sie dienen der Linderung von Beschwerden, der Steigerung des Wohlbefindens oder einfach nur der Entspannung nach einem langen Tag. Das Schöne an selbst gemischten Tees ist, dass wir die Freiheit haben, mit den Zutaten zu experimentieren, bis sie eine Kombination ergeben, die uns gefällt. Wenn ihr also in meinen Rezeptideen etwas weglassen oder hinzufügen wollt oder die Mengenverhältnisse anders mischen möchtet, dann probiert es aus und testet, wie es euch gefällt!

- **1–2 Teelöffel getrocknete Kräuter oder 3–4 Teelöffel frische Kräuter mit 250 ml heißem, nicht mehr kochendem Wasser übergießen.**
- **Je nach gewünschter Intensität 3–8 Minuten abgedeckt ziehen lassen.**
- **Kräuter absieben oder herausnehmen.**
- **In kleinen Schlucken heiß genießen.**

TIPP: FÜR LOSEN KRÄUTERTEE EIGNEN SICH BEFÜLLBARE TEEBEUTEL, TEEEIER ODER TEEKANNEN MIT SIEBEINSATZ.

Hinweis: Genaugenommen besteht echter Tee aus den Blättern, Knospen und Stielen der Teepflanze: Camelia sinsensis. Daneben hat sich der Begriff „Tee" im Alltag auch für Blätter, Blüten, Wurzeln, getrocknete Früchte und Teile von anderen Pflanzen durchgesetzt.

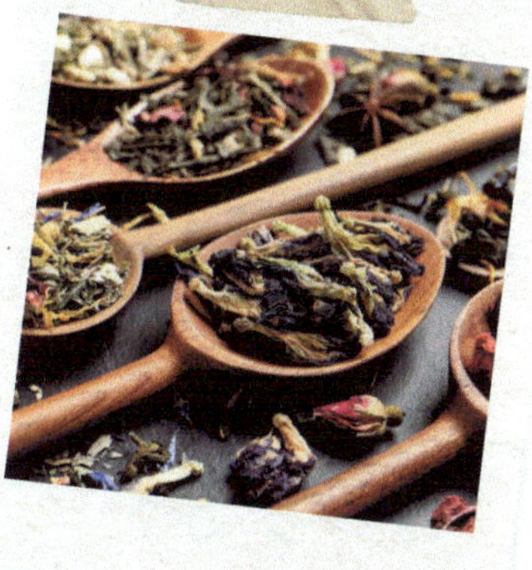

MEINE TIPPS ZUM KRÄUTER TROCKNEN, ABFÜLLEN UND AUFBEWAHREN SEHT IHR IN DIESEM VIDEO.

FRÜHLINGSERWACHEN

DIESE MISCHUNG HAT ENTZÜNDUNGSHEMMENDE EIGENSCHAFTEN, AKTIVIERT DEN STOFFWECHSEL UND WIRKT ENTGIFTEND.

ZUTATEN:

- 2 TEILE BRENNNESSEL
- 1 TEIL GÄNSEBLÜMCHEN
- 1 TEIL EHRENPREIS
- 1 TEIL BIRKENBLÄTTER

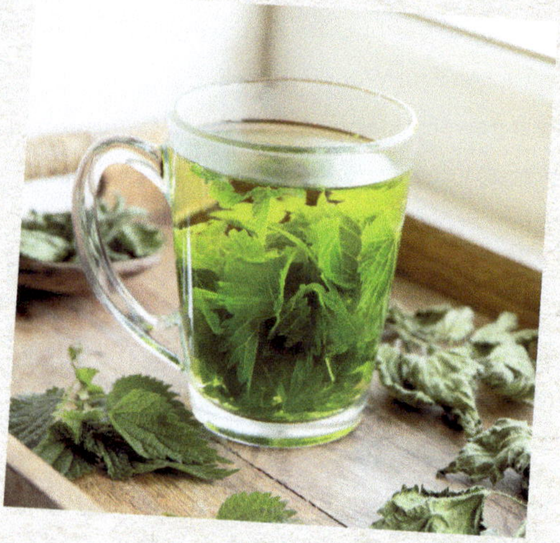

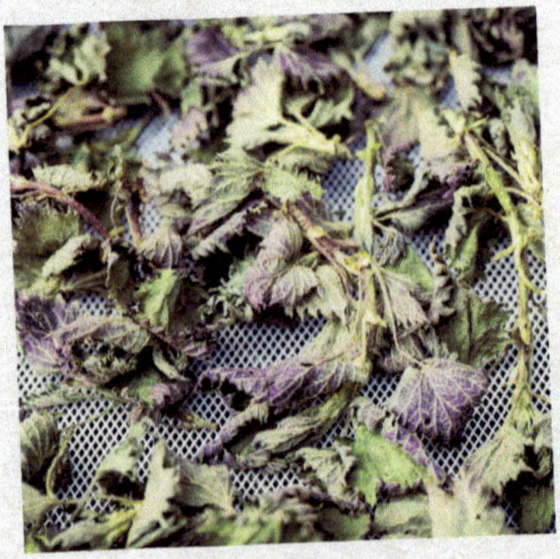

SONNE DES SÜDENS

DIESE MISCHUNG BERUHIGT DIE NERVEN, FÖRDERT DIE KONZENTRATION UND BIETET EINE FÜLLE MEDITERRANER AROMEN

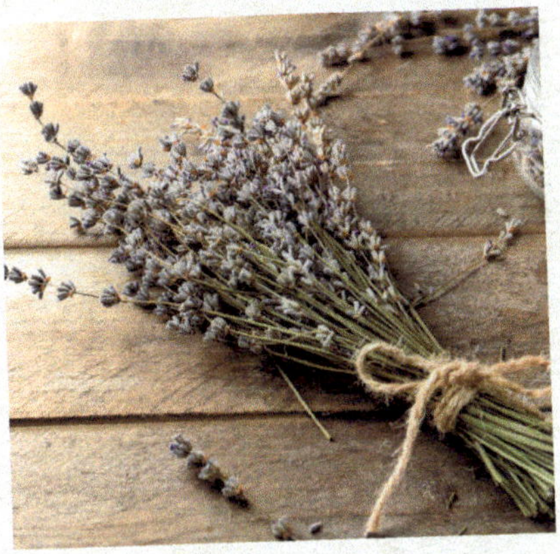

ZUTATEN:

- 2 TEILE ZITRONENMELISSE
- 1 TEIL SCHAFGARBE
- 1 TEIL ROSMARIN
- 1 TEIL BASILIKUM
- 0,5 TEILE LAVENDEL

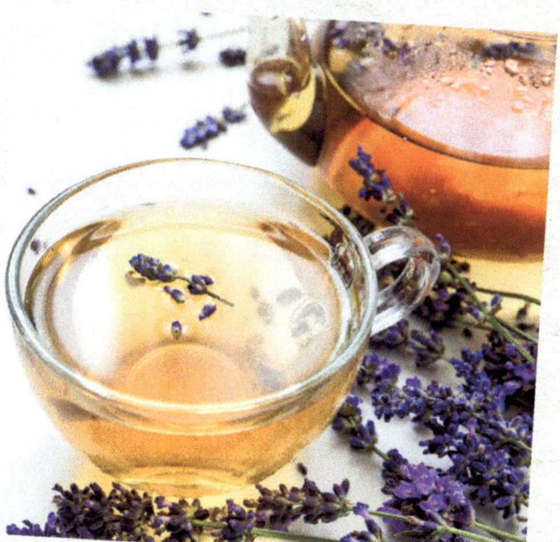

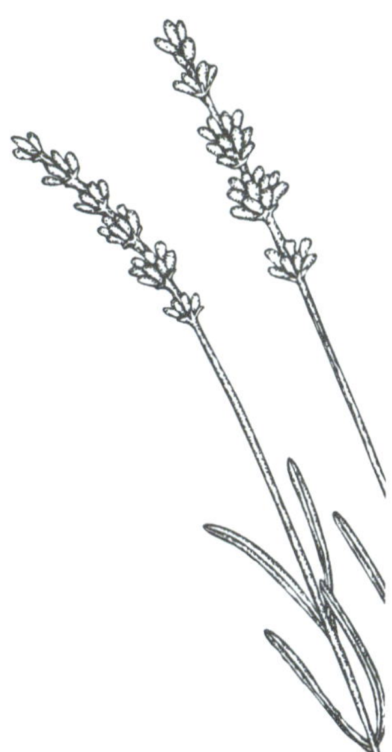

HERBSTLICHES HALSWOHL

DIESE MISCHUNG WÄRMT VON INNEN, HILFT BEI ERKÄLTUNG UND UMSCHMEICHELT DIE SEELE.

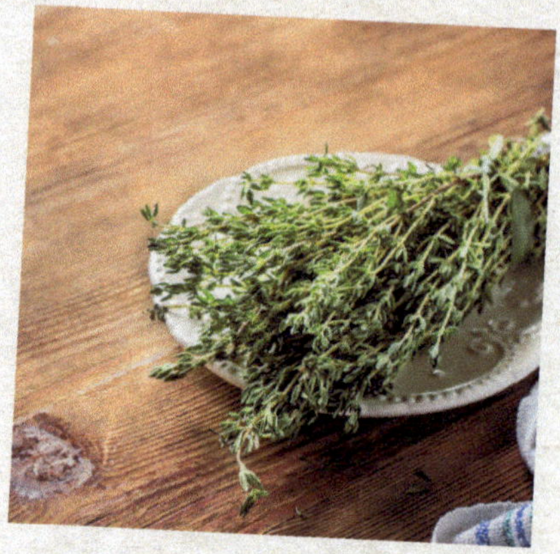

ZUTATEN:

- 2 TEILE SPITZWEGERICH
- 2 TEILE FICHTENNADELN
- 1 TEIL THYMIAN
- 1 TEIL SALBEI

FRISCHE TEEKRÄUTER IM HERBST SAMMELN.

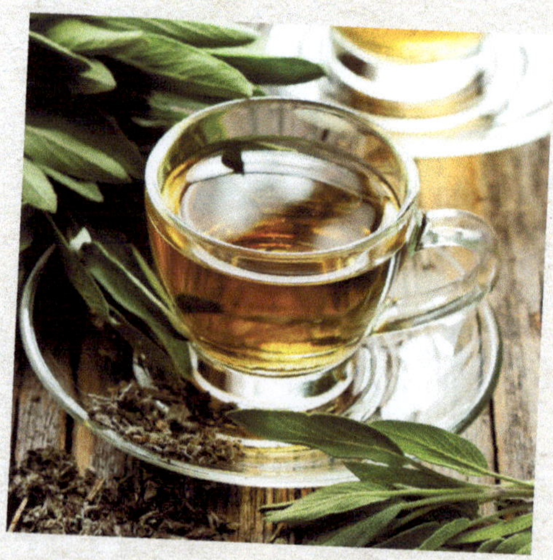

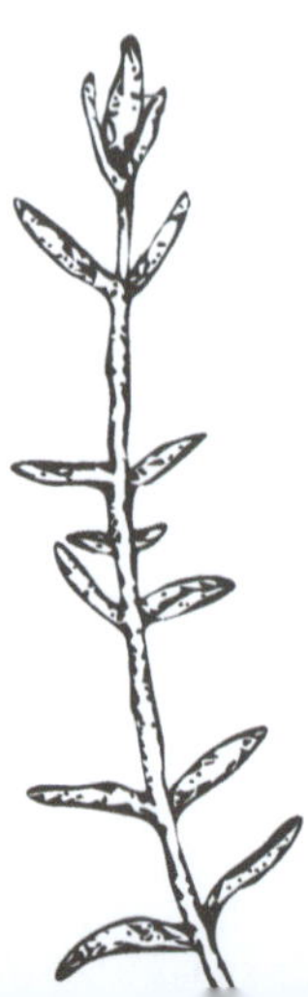

WINTERLICHE SEELENWÄRME

DIESE MISCHUNG BRINGT LICHT IN DUNKLE TAGE, PFLEGT SANFT DEN MAGEN UND WIRKT KRAMPFLÖSEND.

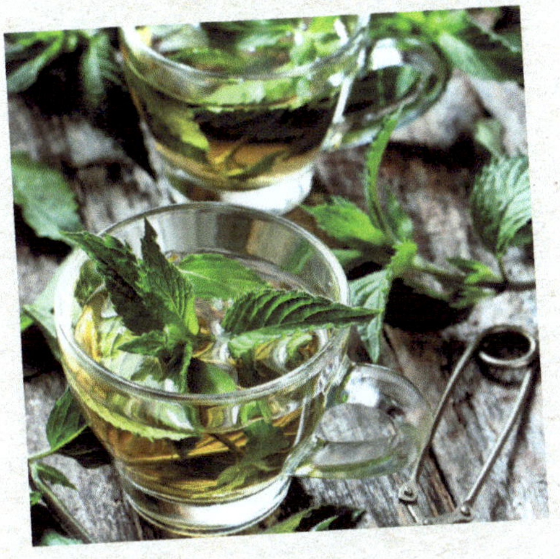

ZUTATEN:

- 2 TEILE JOHANNISKRAUT
- 1 TEIL KAMILLE
- 1 TEIL PFEFFERMINZE
- 1 TEIL FRAUENMANTEL
- 1 TEIL GOLDRUTE

FRISCHE TEEKRÄUTER IM WINTER SAMMELN.

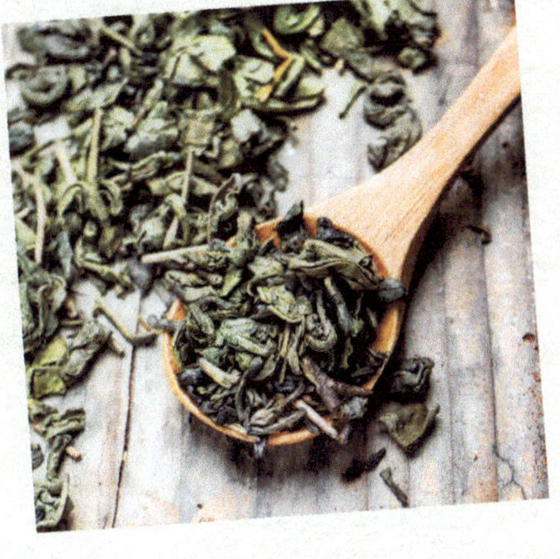

Vitalwasser

Während bei der Teezubereitung einige wertvolle Inhaltsstoffe durch das heiße Wasser verloren gehen, ermöglicht ein Kaltauszug von Kräutern den Erhalt dieser Substanzen. Kaltes Wasser zieht die Inhaltsstoffe der Pflanzen schonend heraus, ohne sie zu denaturieren oder zu zerstören.

Das Ergebnis ist ein vitalisierendes Getränk, das das volle Spektrum an natürlichen Wirkstoffen bietet.

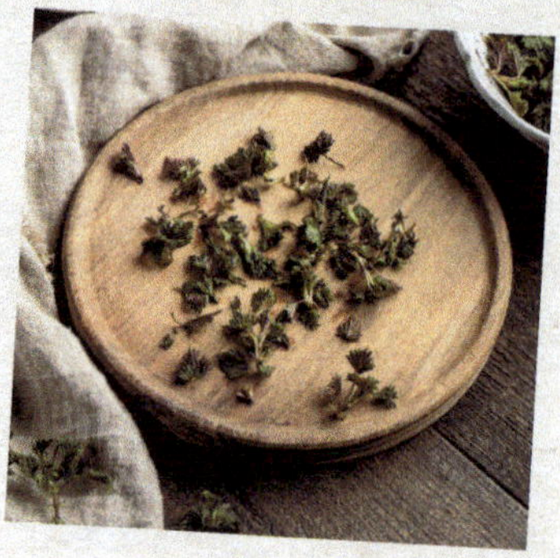

HERSTELLUNG

1. 1–2 Teelöffel getrocknete Kräuter oder 3–4 Teelöffel frische Kräuter in 250 ml kaltes Wasser geben (z. B. in eine Glaskanne mit Deckel)
2. Je nach gewünschter Intensität 4–10 Stunden oder über Nacht ziehen lassen. An warmen Tagen im Kühlschrank aufbewahren.
3. Nach der Ziehzeit die Kräuter durch ein Sieb abseihen und das Vitalwasser über den Tag verteilt trinken.

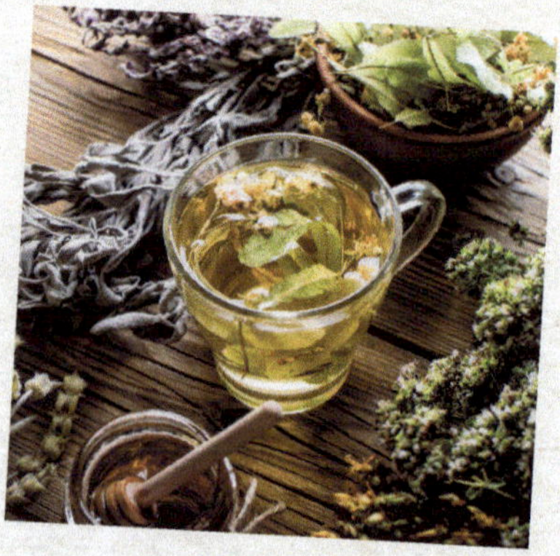

Tinkturen

Tinkturen sind flüssige Extrakte aus Kräutern, die in Alkohol gelöst werden, wie der Melissengeist. Je nach Kräuterzusammensetzung und beabsichtigter Wirkung können Tinkturen sowohl innerlich als Tropfen mit Wasser eingenommen als auch äußerlich zum Einreiben genutzt werden. Die Dosierung variiert je nach Anwendungsart und individuellen Gegebenheiten.

HERSTELLUNG

1. Kräuter grob zerkleinern, in eine Flasche oder Schraubglas mit Deckel geben, dann mit hochprozentigem Alkohol (mindestens 40%, z. B. Wodka) aufgießen und fest verschließen.
2. Grundsätzlich reichen für viele Pflanzen 40 % Alkohol für eine wirksame Extraktion aus. Es gibt jedoch Ausnahmen, wie das Johanniskraut. Zur Extraktion seines Wirkstoffes Hyperforin wird ein höherer Alkoholgehalt von 50–70% benötigt. Um harzhaltige Stoffe, etwa Fichtenharz, in Tinkturen zu lösen, braucht es sogar 95% Alkohol.
3. Das Gefäß 2–3 Wochen an einem dunklen Ort bei Raumtemperatur ziehen lassen und täglich schütteln.
4. Danach die Kräuter absieben und die Tinktur in ein sauberes Gefäß (z. B. eine Braunglasflasche mit Pipette) füllen, gut verschließen, beschriften und lichtgeschützt an einem kühlen Ort aufbewahren.
5. Bei richtiger Lagerung können Tinkturen 3 Jahre und länger haltbar sein. Bei Schimmelbildung oder Veränderungen in Farbe, Geruch oder Konsistenz sollten sie entsorgt werden.

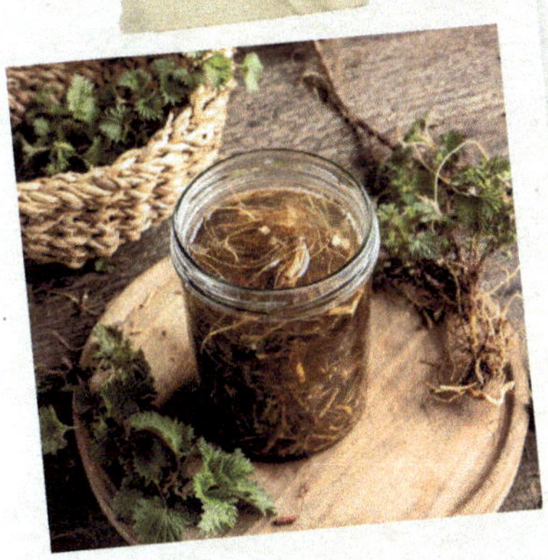

Räuchern

Das Räuchern von Kräutern verbindet uns mit jahrtausendealten Traditionen verschiedener Kulturen. Es dient nicht nur für die gute Atmosphäre eines Raumes, sondern kann auch helfen, unsere Gedanken zu klären, uns zu aktivieren oder zu entspannen. Selbst gemachte Räucherbündel und Kräutermischungen ermöglichen es, diese traditionelle Praxis in den modernen Alltag zu integrieren.

Beifuß und Salbei sind die Grundlage vieler Räuchermischungen und wurden traditionell für Reinigungsrituale und zum Schutz verwendet. Johanniskraut ist als Stimmungsaufheller beliebt und für seine beruhigenden Eigenschaften bekannt. Thymian bietet ein erfrischendes Aroma, das den Geist klärt, während das Räuchern von Fichtenzweigen einen waldigen Duft verströmt, der zur Entspannung beiträgt. Melisse und Minze wirken belebend und fördern die Konzentration. Schafgarbe und Lavendel werden beim Räuchern gern wegen ihrer harmonisierenden und ausgleichenden Eigenschaften verwendet.

Zum Räuchern könnt ihr viele Kräuter und Pflanzenteile, wie Rinden, Blüten oder Baumharze, ausprobieren und nach gewünschtem Effekt oder Aroma eigene Kreationen finden. So nutze ich beispielsweise auch Oregano, Bohnenkraut und Goldrute für meine Räucherbündel. Wichtig ist es hierbei, keine giftigen Pflanzen oder Pflanzenteile zu verwenden.

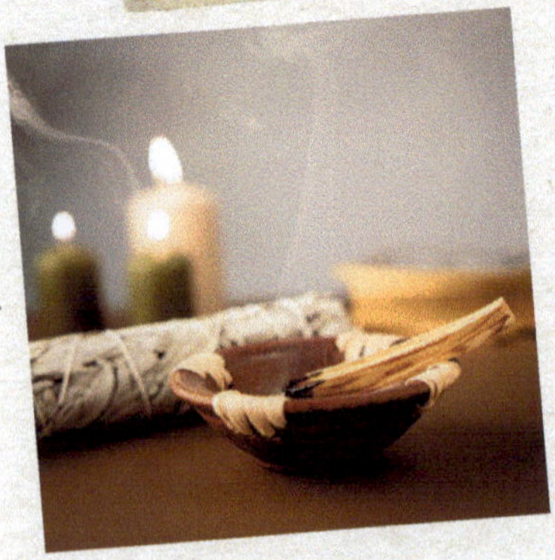

RÄUCHERMISCHUNG

1. Getrocknete Kräuter zerkleinern und gegebenenfalls mit weiteren Harzen oder Räucherstoffen mischen.
2. Circa einen Teelöffel der Kräutermischung auf das Sieb eines Räucherstövchens oder auf Räucherkohle geben und langsam verräuchern.

IN DIESEM VIDEO ZEIGE ICH, WIE IHR RÄUCHERBÜNDEL SELBST HERSTELLEN UND RÄUCHERN KÖNNT.

Kräuterkissen

Kräuterkissen sind mehr als nur duftende Dekoration. Besonders Pflanzen mit ätherischen Ölen können wir gut für aromatische Kräuterkissen verwenden, so wie Lavendel zur Entspannung, Rosmarin zur Konzentrationsförderung oder Kamille zur Beruhigung. Diese Duftsäckchen lassen sich einfach selbst herstellen. Sie können helfen, den Schlaf zu verbessern, die Konzentration zu fördern oder einfach nur ein wohltuendes Raumklima schaffen.

HERSTELLUNG

1. Getrocknete Kräuter in ein kleines Kissen, ein Säckchen oder einen Beutel füllen und durch das Zusammenbinden oder Zunähen verschließen.
2. Das Duftsäckchen am gewünschten Ort ablegen oder im Raum aufhängen und bei Bedarf leicht kneten, um mehr Aromen freizusetzen.

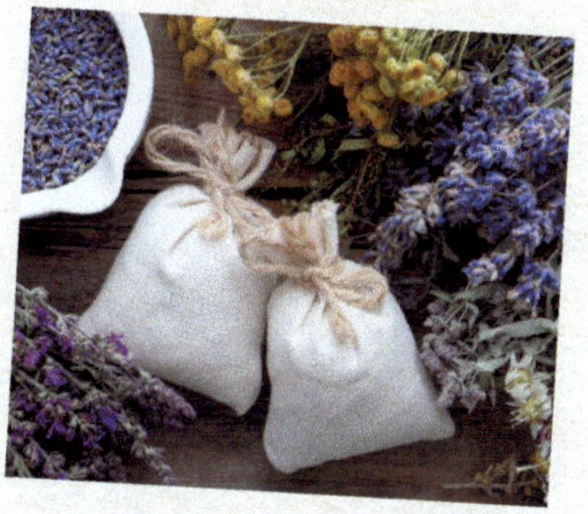

SO KANN MAN BEISPIELSWEISE VOR DEM SCHLAFENGEHEN EIN KISSEN MIT KAMILLE UND LAVENDEL AUF DAS KOPFKISSEN LEGEN ODER ES IN DER NÄHE DES SCHLAFPLATZES AUFHÄNGEN, UM ENTSPANNUNG UND EINEN GUTEN SCHLAF ZU FÖRDERN. FÜR AKTIVIERUNG UND ENERGIE KÖNNT IHR AUCH ERFRISCHENDE AROMAPFLANZEN, WIE MINZE, THYMIAN ODER ZITRONENMELISSE NUTZEN.

SCHAUT EUCH DAZU GERNE DIESES VIDEO AN.

Kräuteröle & Kräuteressige

Öle und Essige können wir nach Geschmack mit unseren Lieblingskräutern verfeinern. Ölauszüge und Essige mit Heilkräutern können wir einnehmen oder zur äußerlichen Behandlung einsetzen, sowohl pur bei Wunden und zur Massage als auch als heilsame Zutat für Salben. Ich bevorzuge den Kaltauszug, um mehr Inhaltsstoffe der Pflanzen zu erhalten. Wenn es schnell gehen soll oder ihr das tägliche Schütteln vermeiden wollt, könnt ihr auch einen Warmauszug mit Öl herstellen. Dieser eignet sich besonders für wasserhaltige Pflanzen, bei denen die Gefahr der Schimmelbildung erhöht ist.

HERSTELLUNG

- 500 ml hochwertiger Essig, je nach gewünschter Intensität 5–10% Säuregehalt und nach Geschmack mit zusätzlichen Aromen wie Weißweinessig oder Apfelessig.

ODER

- 500 ml hochwertiges Oliven-, Kreuzkümmel-, Mandel- oder ein anderes unraffiniertes Pflanzenöl ohne Zusätze.
- Je nach gewünschter Intensität 1–2 Handvoll frische oder getrocknete Kräuter.
- Für Speiseöle z. B. Rosmarin, Thymian, Basilikum und Oregano.
- Für Öl zur Hautpflege und Wundbehandlung z. B. Kamille, Ringelblume oder Spitzwegerich.
- Für Kräuteressig z. B. Estragon, Dill, Basilikum und Bohnenkraut.

Für das Würzen von Speisen könnt ihr in das Öl oder den Essig auch geschälte Knoblauchzehen, Chilipulver oder unbehandelte Zitronenschale hinzugeben.

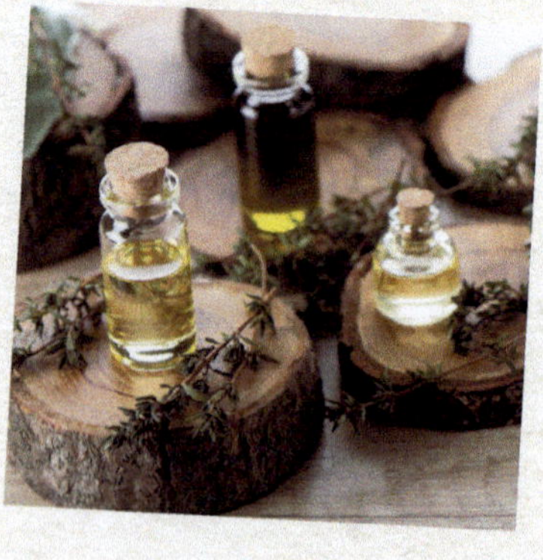

KALTAUSZÜGE MIT ÖL ODER ESSIG

ZUBEREITUNG

1. Die Kräuter grob hacken oder ganz lassen, je nach Vorliebe.
2. Kräuter (und optional Knoblauch, Chili oder Zitronenschale) in eine Glasflasche oder ein Schraubglas mit Deckel geben.
3. Mit dem Öl oder Essig aufgießen, sodass die Kräuter vollständig bedeckt sind.
4. Die Flasche oder das Glas fest verschließen und an einem dunklen Ort 2–3 Wochen ziehen lassen. Täglich schütteln hilft bei wasserhaltigen Pflanzenteilen, um Schimmelbildung zu vermeiden. Auch das regelmäßige kurze Öffnen des Deckels lässt Restfeuchte entweichen.
5. Die Kräuter durch ein feines Sieb filtern und die Flüssigkeit in eine saubere Flasche abfüllen und gut verschließen. Sonnengeschützt lagern oder Braunglas nutzen.
6. Die Verbrauchsdauer richtet sich nach der Angabe der Mindesthaltbarkeit auf dem Öl bzw. Essig.

IN DIESEM VIDEO SEHT IHR, WIE ICH EINEN KALTAUSZUG HERSTELLE UND ICH TEILE ZEHN IDEEN FÜR HEILÖLE MIT IHRER WIRKUNG UND ANWENDUNGSMÖGLICHKEITEN.

IN DIESEM VIDEO SEHT IHR MEINE IDEEN FÜR KRÄUTERESSIG-VARIATIONEN.

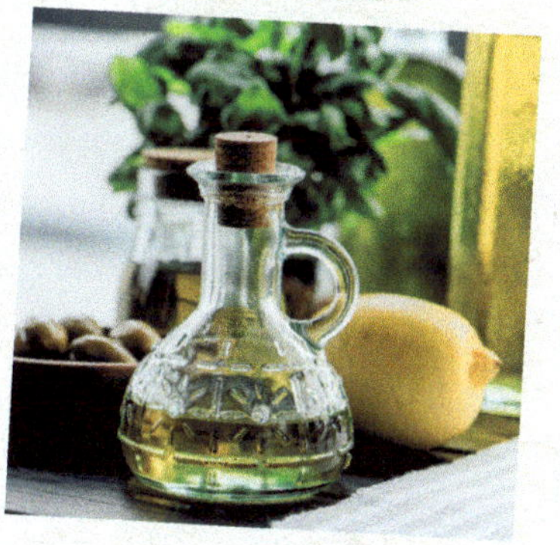

WARMAUSZÜGE MIT ÖL
(DIREKTE ERWÄRMUNG IM TOPF MIT FRISCHEN ODER GETROCKNETEN KRÄUTERN)

ZUBEREITUNG

1. Die gewünschten Kräuter grob zerkleinern.
2. Die Kräuter und das Öl in einen Topf geben. Das Öl sollte die Kräuter ausreichend bedecken.
3. Die Mischung langsam erhitzen, wobei eine Temperatur von 50–65 °C ideal ist und nicht überschritten werden sollte. Regelmäßig umrühren, um ein Überhitzen oder Anbrennen am Topfboden zu verhindern.
4. Bei frischen Kräutern beginnt der Erhitzungsprozess ohne Deckel, um das in den Kräutern enthaltene Wasser verdampfen zu lassen. Falls sich später Kondenswasser am Deckel bildet, achtet darauf, dass dieses nicht in das Öl tropft, da dies die Haltbarkeit beeinträchtigen kann.
5. Bei schwacher Hitze mindestens 30 Minuten und bei frischen Kräutern ohne Deckel lieber eine ganze Stunde ziehen lassen. Dabei sollte das Öl konstant warm bleiben, aber nicht weiter als 65 °C erhitzt werden. Regelmäßig umrühren.
6. Nach der Ziehzeit den Topf von der Herdplatte nehmen, die Mischung über Nacht abdecken und abkühlen lassen.
7. Bei besonders wasserhaltigen Kräutern oder für eine intensivere Wirkstoffkonzentration das Öl am nächsten Tag mit den Kräutern erneut auf 50–65 °C erhitzen und nochmals mindestens eine halbe Stunde ohne Deckel bei konstanter Wärme ziehen lassen. Anschließend abkühlen lassen.
8. Die Kräuter durch ein sehr feines Sieb, ein Tuch oder einen Filter abseihen und das Öl in eine saubere Flasche oder ein Glas mit Deckel füllen.
9. Das Gefäß gut verschließen, beschriften und an einem kühlen, dunklen Ort lagern.

ALTERNATIV EIGNET SICH FÜR EMPFINDLICHE KRÄUTER, WIE KAMILLE, SCHAFGARBE, LAVENDEL, ZITRONENMELISSE ODER AUCH JOHANNISKRAUT, DAS ERHITZEN IN EINEM WASSERBAD. DAMIT KANN EIN ÜBERHITZEN BESSER VERMIEDEN WERDEN, SODASS FLÜCHTIGE WIRKSTOFFE NICHT BEI DER HERSTELLUNG BEREITS VERDAMPFEN.

FÜR EIN WASSERBAD KÖNNT IHR EIN HITZEBESTÄNDIGES GLAS MIT DER KRÄUTERÖL-MISCHUNG IN EINEN TOPF STELLEN.

Für bessere Wärmeverteilung sollte ein hitzefester Untersetzer oder ein gefaltetes Tuch unter das Glas gelegt werden. Der Topf wird so weit mit Wasser aufgefüllt, dass das Glas zu zwei Dritteln im Wasser steht. Auch zwei Töpfe ineinander zu stellen, ist eine Möglichkeit. Anschließend wird das Wasser erhitzt und gibt die Wärme gleichmäßig an das Kräuteröl ab, welches dadurch gleichmäßiger erwärmt wird und nicht so leicht anbrennt. Regelmäßiges Umrühren ist wichtig.

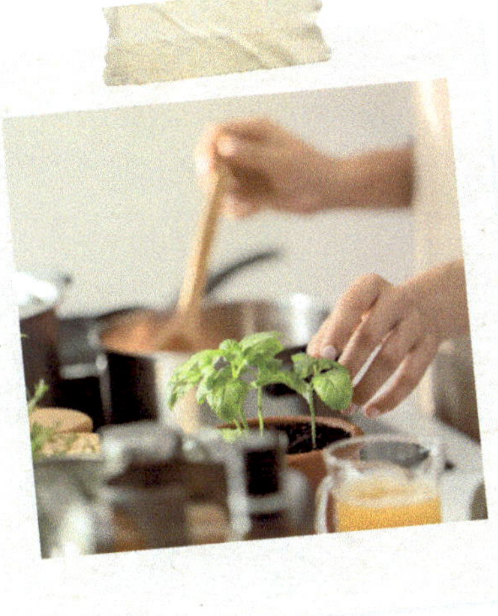

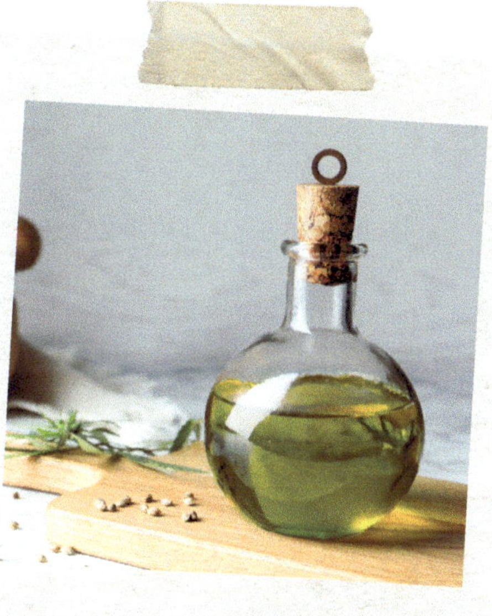

Salben

Salben können für vielfältige Anwendungen genutzt und mit Bienenwachs und einem guten Öl, wie Olivenöl, selbst hergestellt werden. Je nach gewünschter Wirkung können Ölauszüge mit Heilkräutern als Grundlage genutzt werden. Mit Thymianöl entsteht eine Salbe zum Einreiben von Brust und Hals bei Erkältungen, Rosmarinöl wirkt durchblutungsfördernd, während Ringelblumenöl gegen Entzündungen und bei Wunden heilsam ist.

SCHAUT EUCH DIESES VIDEO AN.

HERSTELLUNG

1. 100 ml Öl mit 10–20 g Bienenwachs, je nach gewünschter Konsistenz, in ein Gefäß geben und im heißen, nicht kochenden Wasserbad langsam erwärmen. Die Mischung sollte nicht über 65 °C erhitzt werden.
2. Das Bienenwachs langsam schmelzen lassen und stetig rühren, bis sich alles gut vermischt hat. Dies dauert mehrere Minuten.
3. Zum Testen einen Tropfen auf einen Teller geben, abkühlen lassen und die Festigkeit überprüfen. Eventuell etwas Öl oder Bienenwachs nachgeben und erneut gut erwärmen und verrühren.
4. Die noch warme, flüssige Salbenmischung in saubere Tiegel oder Dosen füllen und abkühlen lassen.
5. Gut verschließen, beschriften und an einem kühlen, dunklen Ort lagern.

Die Haltbarkeit der Salbe hängt von den verwendeten Zutaten und den Lagerbedingungen ab. Im Allgemeinen sind Salben 6–12 Monate haltbar. Bei Veränderungen in Farbe, Geruch oder Konsistenz sollten sie entsorgt werden.

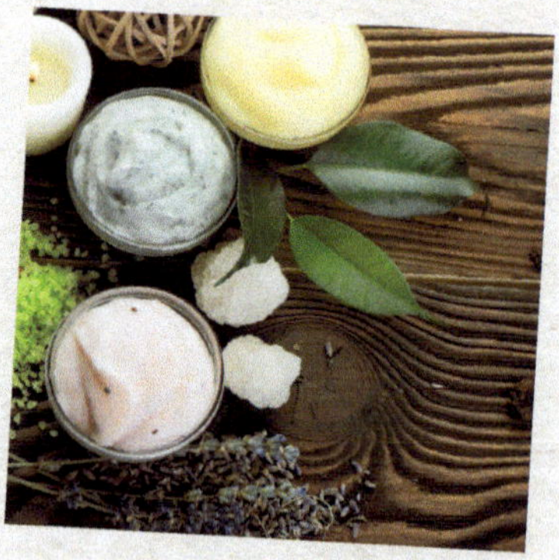

HINWEIS: EINIGE KRÄUTER KÖNNEN ALLERGISCHE REAKTIONEN HERVORRUFEN. TESTET DIE SALBE VOR DER ERSTEN ANWENDUNG AUF EINER KLEINEN HAUTSTELLE.

Honigauszüge

Bei Husten, Rachenentzündung und Erkältung wirken natürliche Hustensäfte lindernd. Wir können sie anhand von Honig selbst herstellen. Bei Husten oder Halsschmerzen nehmt mehrfach täglich 1–2 Teelöffel ein. Achtet darauf, stets mit sauberem Besteck in den Honig zu gehen, um die Haltbarkeit nicht zu beeinträchtigen.

HERSTELLUNG

1. Eine Handvoll getrocknete Kräuter in ein Glas geben, z. B. Thymian, Salbei, Holunderblüten oder Lindenblüten.
2. Mit flüssigem Honig bedecken und gut vermengen.
3. Das Glas fest verschließen und 2–3 Wochen an einem schattigen Ort bei Zimmertemperatur ziehen lassen, gelegentlich umrühren.
4. Danach die Kräuter durch ein Sieb abseihen. Honig gut verschließen und je nach gewünschter Konsistenz bei Raumtemperatur oder gekühlt aufbewahren.
5. Hinweis: Guter Honig wird je nach Zuckergehalt mit der Zeit fester. Honig sollte sanft bis maximal 40°C erwärmt werden, um wieder eine flüssige Konsistenz zu erreichen und die Inhaltsstoffe zu bewahren. Das geht z. B. im lauwarmen Wasserbad oder durch das Platzieren an einem warmen Ort.

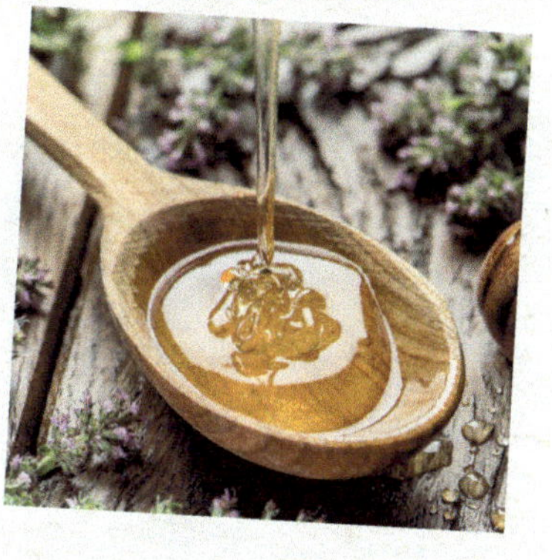

AUCH FRISCHE KRÄUTER, WIE SPITZWEGERICHBLÄTTER, KÖNNEN FÜR EINEN HONIGAUSZUG GENUTZT WERDEN. LASST PFLANZEN MIT HOHEM FEUCHTIGKEITSANTEIL KURZ ANWELKEN, BEVOR IHR DEN HONIG HINZUGEBT. WÄHREND DER ZIEHZEIT IST ES WICHTIG, TÄGLICH DEN DECKEL KURZ ZU ÖFFNEN UND UMZURÜHREN, UM RESTFEUCHTIGKEIT ENTWEICHEN ZU LASSEN UND SCHIMMELBILDUNG ZU VERMEIDEN.

Umschläge

Umschläge wirken äußerlich auf Gelenke, Muskeln oder Wunden und können helfen, Schmerzen zu lindern, Entzündungen zu reduzieren oder einfach nur zur Entspannung beizutragen.

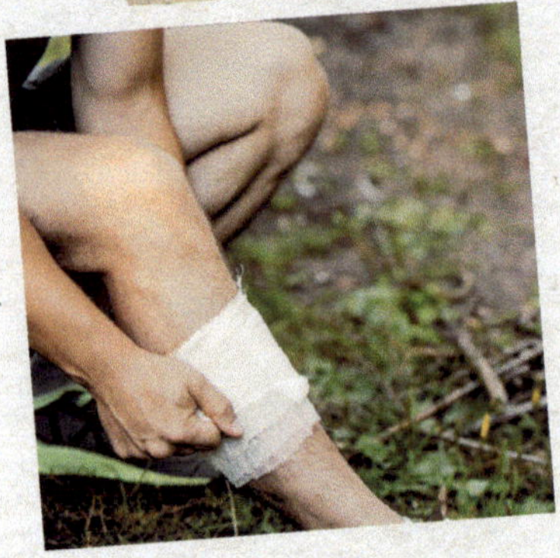

HERSTELLUNG

1. Wählt je nach Bedarf ein geeignetes Heilkraut aus, z.B. Spitzwegerich bei Insektenstichen oder Kamille bei Hautirritationen.
2. Bereitet einen kräftigen Tee aus dem gewählten Kraut zu.
3. Taucht ein sauberes Tuch oder eine Kompresse in den warmen Tee.
4. Wringt das Tuch leicht aus und legt es auf die betroffene Stelle.
5. Lasst den Umschlag je nach Möglichkeit mehrmals täglich und so lange wie möglich einwirken.

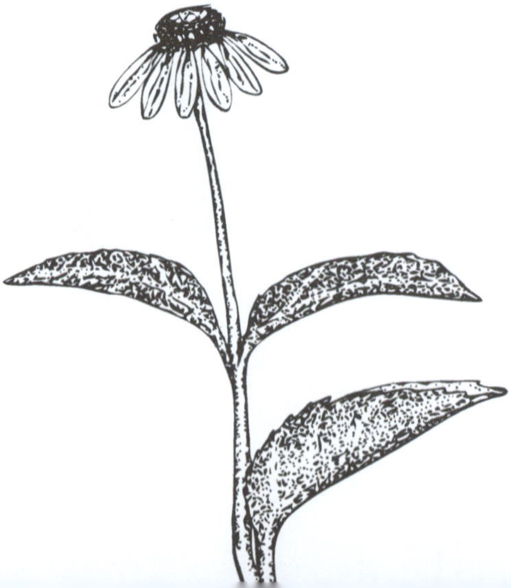

Spülungen

Kräuterspülungen können bei Hautproblemen, Wunden, Mund- und Rachenbeschwerden oder zur Haarpflege hilfreich sein.

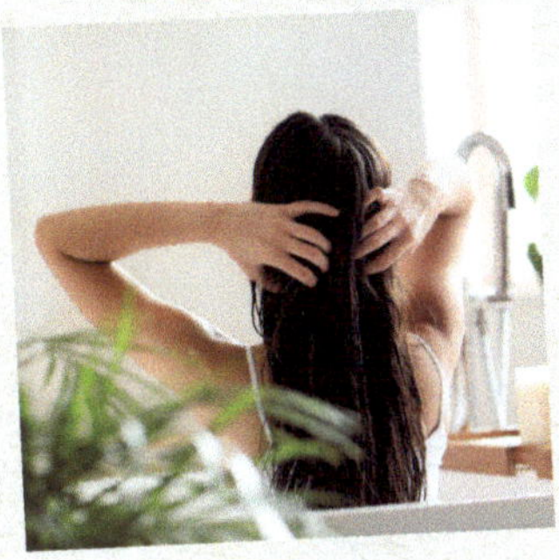

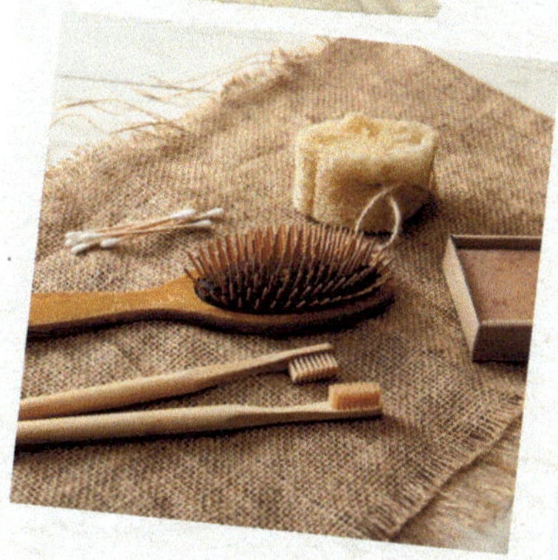

HERSTELLUNG

1. Wählt ein passendes Heilkraut z.B. Salbei für den Mund- und Rachenraum, Ringelblume bei Hautirritationen, Kamille oder Brennnessel für geschädigtes Haar.
2. Bereitet einen Tee aus dem gewählten Kraut zu.
3. Lasst den Tee abkühlen.
4. Für Haut und Mund, verwendet den abgekühlten Tee zur Spülung des betroffenen Bereichs.
5. Für die Haare nach der Haarwäsche den Tee über das feuchte Haar gießen und sanft einmassieren. Je nach Vorliebe ausspülen oder als Haarkur ohne Auswaschen verwenden.
6. Führt die Spülung je nach Bedarf und Möglichkeit mehrmals täglich oder nach jeder Haarwäsche durch.

Badezusätze

Ein Kräuterbad kann entspannend, heilend oder belebend wirken, je nachdem, welche Kräuter ihr verwendet.

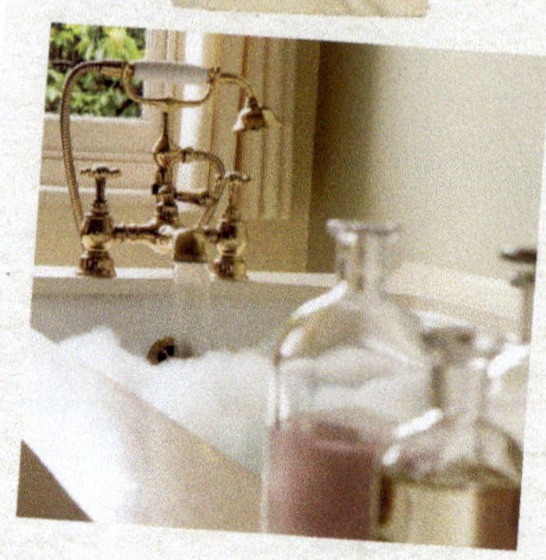

HERSTELLUNG

1. Wählt ein geeignetes Heilkraut, z. B. Lavendel zur Entspannung, Rosmarin zur Belebung, Thymian für die Atemwege oder Ringelblume für die Haut.
2. Bereitet einen starken Tee aus dem gewählten Kraut zu.
3. Gießt den Tee durch ein Sieb in die gefüllte Badewanne.
4. Alternativ könnt ihr auch einen Ölauszug als Badezusatz verwenden.
5. Genießt das Bad für 15–30 Minuten und lasst die heilenden und entspannenden Eigenschaften der Kräuter auf euch wirken.

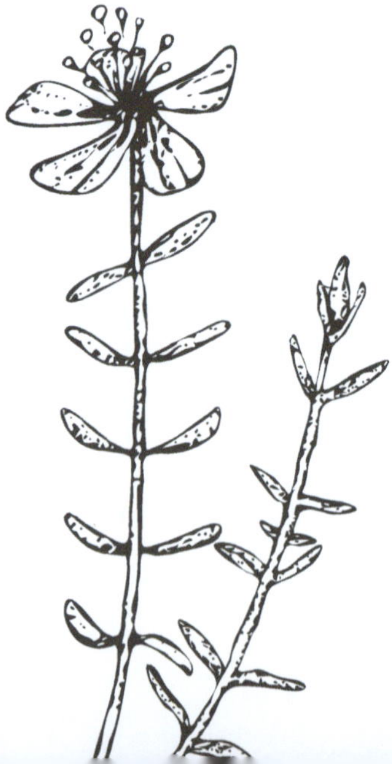

Inhalationen

Inhalationen mit Kräuterdämpfen haben eine lange Tradition in der Naturheilkunde. Besonders Kräuter wie Kamille und Thymian sind für ihre wohltuenden und beruhigenden Eigenschaften auf die Atemwege bekannt. Bei regelmäßiger Anwendung können solche Dämpfe helfen, Entzündungen zu lindern, die Schleimproduktion zu reduzieren und Atemwegsbeschwerden spürbar zu verbessern.

SCHAUT EUCH DAZU GERNE DIESES VIDEO AN.

HERSTELLUNG

1. Gebt 2–3 Esslöffel getrocknete oder 3–4 Esslöffel frische Kräuter in eine Schüssel. Fügt optional einen Esslöffel Meersalz hinzu.
2. Achtet auf einen sicheren Stand der Schüssel, damit diese nicht umkippt und euch verbrüht. Es gibt auch spezielle Geräte zum Inhalieren, die die Verbrennungsgefahr minimieren und sogar für Kinder geeignet sind.
3. Kocht einen Liter Wasser und füllt die Schüssel damit auf.
4. Die Schüssel nach kurzem Umrühren abdecken, bis der Dampf nicht mehr zu heiß ist.
5. Haltet mit genug Abstand und geschlossenen Augen euer Gesicht über den Dampf und atmet tief ein und aus. Verstärkt den Effekt, indem ihr euren Kopf und die Schüssel mit einem Handtuch abdeckt.
6. Führt die Inhalation für mindestens 10 Minuten durch oder so lange, wie Dampf aufsteigt.
7. Bei Bedarf kann die Inhalation mehrmals täglich wiederholt werden.

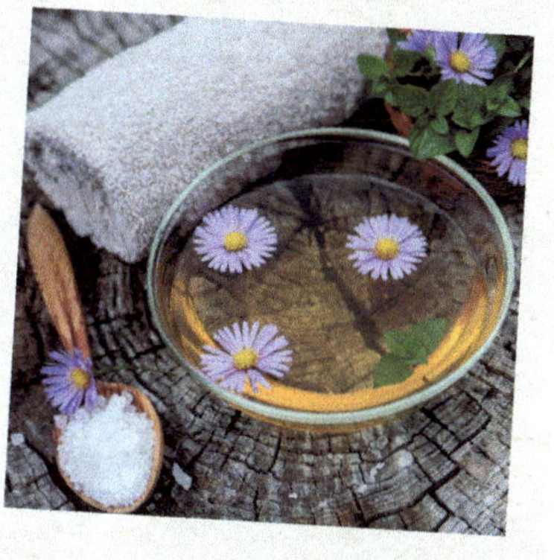

Kuranwendungen

Eine Kuranwendung meint die gezielte Nutzung von Heilpflanzen über einen Zeitraum von mehreren Wochen, um die Gesundheit zu fördern. Hierbei können beispielsweise Tinkturen, Kräutertees, Vitalwasser, Inhalationen oder für die äußerliche Anwendung Ölauszüge, Umschläge oder Salben zum Einsatz kommen. Präventive Kuren dienen der Vorbeugung von Krankheiten und der Steigerung des allgemeinen Wohlbefindens, während therapeutische Kuren unter ärztlicher Anleitung gezielt zur Behandlung von Beschwerden eingesetzt werden.

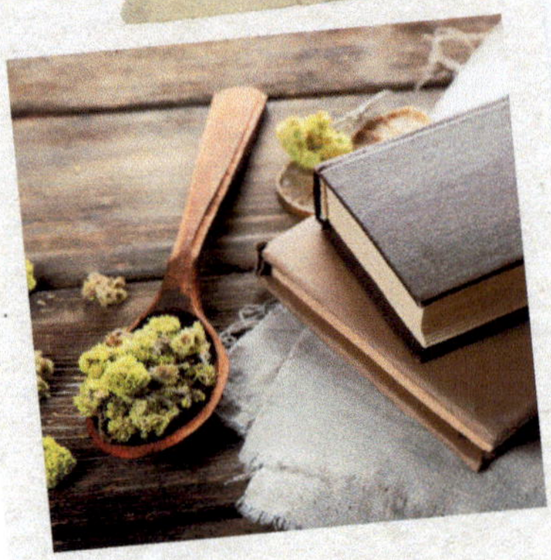

HERSTELLUNG

1. Auswahl des Präparats: Entscheidet euch für ein Präparat, das zu eurem gesundheitlichen Anliegen passt.
2. Bei oraler Anwendung, wie Heiltee oder Vitalwasser, trinkt 2–3 Tassen täglich, idealerweise verteilt über den Tag.
3. Führt die Kur über einen Zeitraum von 2–4 Wochen durch, um optimale Ergebnisse zu erzielen.
4. Nach jeder Kur sollte eine Pause von mindestens 6 Wochen eingelegt werden. Dies verhindert den Gewöhnungseffekt und das Anreichern unerwünschter Stoffe im Körper.
5. Nutzt die Kurpausen, um zu anderen Heilpflanzen mit ähnlichen Wirkungsweisen zu wechseln. Die Natur bietet oft mehrere Alternativen, um unsere Gesundheit zu stärken.

Heilpflanzen bei speziellen Beschwerden

ZUSÄTZLICHE VIDEOS

HEILPFLANZEN BEI BLASEN- UND NIERENLEIDEN

ZEHN HEILPFLANZEN BEI HUSTEN UND ERKÄLTUNG

HEILKRÄUTER BEI STRESS UND SCHLAFPROBLEMEN

HEILPFLANZEN DER KLOSTERMEDIZIN NACH BESCHWERDEN

8. Schluss

IHR LIEBEN,

GEMEINSAM SIND WIR DURCH DIE WUNDERBARE WELT DER HEILPFLANZEN, BÄUME UND KRÄUTER GEREIST. VON A WIE ACKER-SCHACHTELHALM BIS Z WIE ZITRONENMELISSE HABEN WIR DIE FÜLLE UND VIELFALT DER NATUR ERKUNDET UND NATÜRLICH ERWARTEN UNS DA DRAUSSEN NOCH VIELE ANDERE WUNDERVOLLE PFLANZEN MIT ERSTAUNLICHEN WIRKUNGEN.

Ich hoffe, dass euch die praktischen Anwendungstipps und Rezeptideen dabei helfen werden, die Inhalte dieses Buches in euren Alltag zu integrieren. Die Steckbriefe der Pflanzen zeigen die wichtigsten Informationen auf einen Blick und helfen euch, sie zur optimalen Zeit und am typischen Standort zu finden oder sie selbst in Topf und Garten anzupflanzen. Alternativ könnt ihr im Teeladen oder Onlinehandel eure gewünschten Kräuter und Heilpflanzen in Bio-Qualität finden. Auch in Apotheken gibt es Kräuterpräparate und Teemischungen samt fachkundiger Beratung.

Die Natur ist ein kostbares Geschenk, das uns unzählige Möglichkeiten bietet, unsere Gesundheit zu unterstützen. Es liegt an uns, diese Schätze mit Respekt und Dankbarkeit zu nutzen. Ich freue mich, wenn euch dieses Buch inspiriert, die heilsamen Pflanzen in eurer Umgebung zu entdecken und damit euren Alltag zu bereichern.

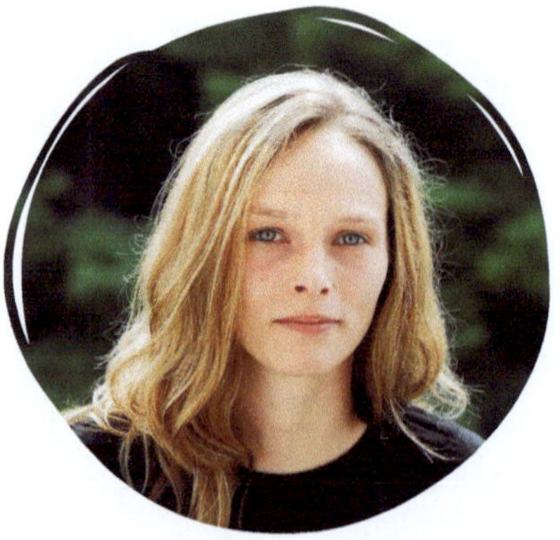

Eure Foxy

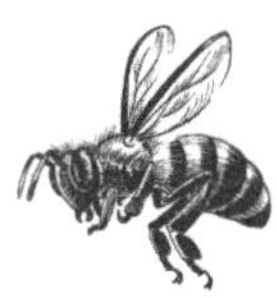

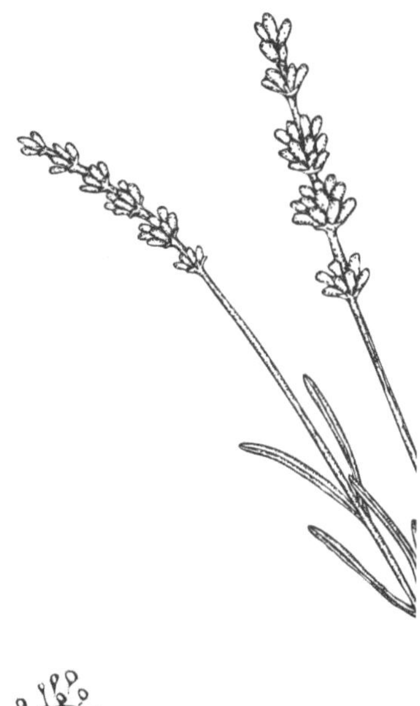

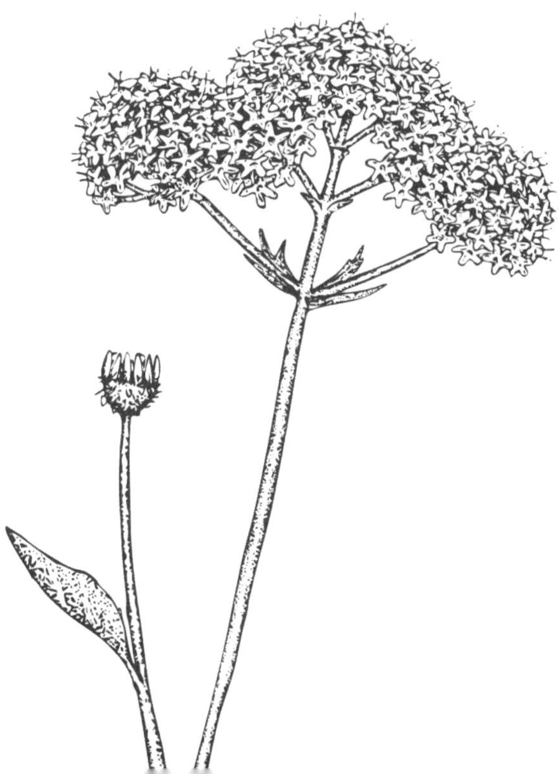

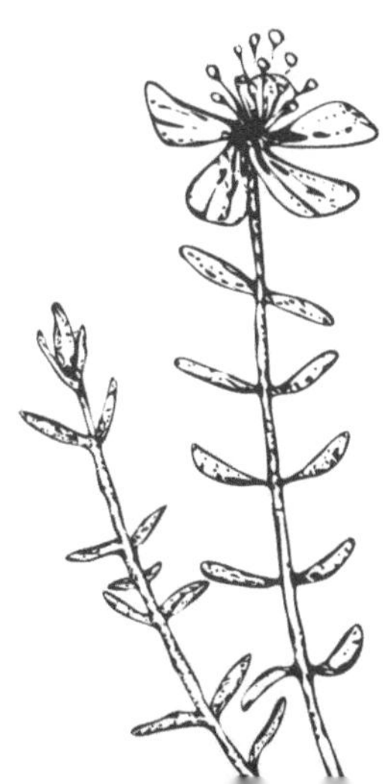

IMPRESSUM

Christine Landgraf wird vertreten durch:
Verlagshaus Stopfer

Daniel Stopfer
Gutleutstraße 57
60329 Frankfurt am Main

Lektorat und Korrektorat: Erik Teßmann & Finja Westerhove
Umschlaggestaltung: Nina Heiden
Satz und Layout: Nina Heiden

ISBN Taschenbuch: 978-3-910258-42-6
ISBN Hardcover: 978-3-910258-43-3
ISBN eBook: 978-3-910258-44-0

www.verlagshaus-stopfer.de

?!...

SOLLTEST DU FRAGEN, KRITIK ODER ANREGUNGEN HABEN, FREUEN WIR UNS JEDERZEIT ÜBER DEINE NACHRICHT! SCHREIBE HIERZU EINFACH EINE MAIL AN:

info@verlagshaus-stopfer.de

HAFTUNGSAUSSCHLUSS

Dieses Buch enthält Meinungen und Ideen der Autorin und hat die Absicht, Menschen hilfreiches und informatives Wissen zu vermitteln. Die enthaltenen Hinweise und Methoden passen möglicherweise nicht zu jedem Leser, und es gibt keine Garantie dafür, dass sie auch wirklich bei jedem funktionieren.

Die Benutzung dieses Buches und die Umsetzung der darin enthaltenden Informationen erfolgt ausdrücklich auf eigenes Risiko. Haftungsansprüche gegen der Autorin oder den Verlag für Schäden materieller oder immaterieller Art, die durch die Nutzung oder Nichtnutzung der Informationen bzw. durch die Nutzung fehlerhafter und/oder unvollständiger Informationen verursacht wurden, sind ausdrücklich ausgeschlossen.

Das Werk, inklusive aller Inhalte, gewährt keine Garantie für Aktualität, Korrektheit, Vollständigkeit und Qualität der bereitgestellten Informationen. Druckfehler und Fehlinformationen können nicht vollständig ausgeschlossen werden.

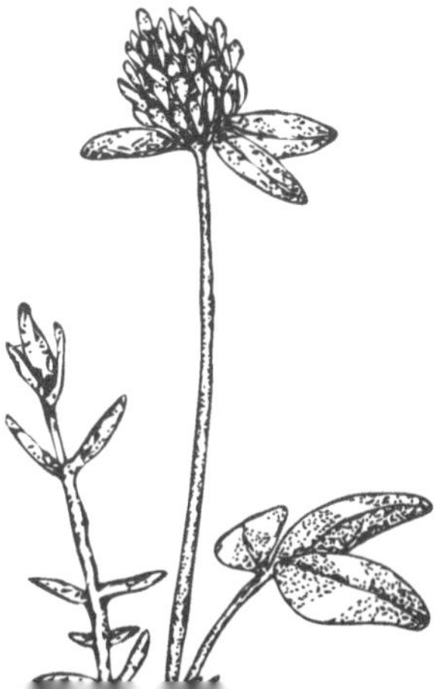